ダウン症児の
学びと
コミュニケーション
支援ガイド

「できる」
チカラを
はぐくもう

改訂第2版

編集

大阪医科薬科大学小児科　名誉教授
玉井　浩

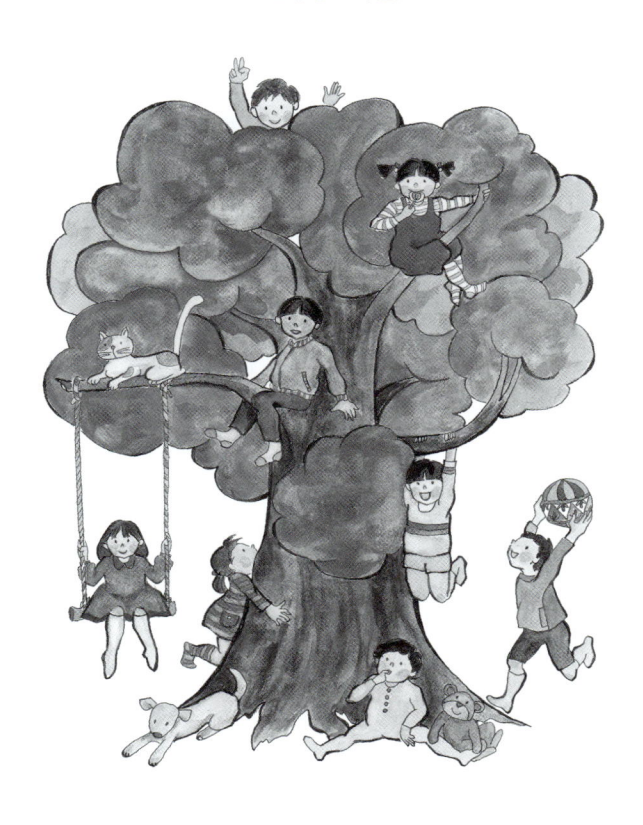

診断と治療社

改訂第 2 版序文

　19 世紀に J. Langdon H. Down 医師が共通する身体的特徴と知的障害を示す疾患概念をまとめ，Jérôme Lejeune 医師によって，それが染色体異常に起因することが報告されてから，すでに 65 年になります．その後，手術手技の向上や新薬の登場もあり，医療は進歩し，寿命は大きく延び，今では 60 歳を超えようとしています．また，早期療育や福祉制度の充実などから最近は療育施設も増え，運動発達促進の指導もさかんになってきました．ダウン症への理解も徐々に進んではきましたが，しかし，まだ十分とはいえません．本書は，ダウン症のある子を授かった時から，家族と療育者が戸惑ったり，疑問に思ったりすることを体系的に整理しました．単に運動発達促進にとどまらず，言語・コミュニケーション発達支援に力点をおいています．保育所・幼稚園での生活に必要な力を身につけられるようにすることは，その後の学童期，青年期，成人期へと続く社会の中で役立つ基本的な力を養成していることになります．いわゆる生涯発達支援です．具体的に実践できるように構成されていますので，療育関係者，保育・教育関係者，そしてご家族の方々の役に立つダウン症の療育実践本として最適なものになっていると思います．

　2016 年 7 月に本書の初版が発刊されましたが，2017 年 5 月に共同編集者の里見恵子先生が，そして 2021 年 12 月には同じく初版にダウン症療育の基本的な考え方を執筆していただいた玉井邦夫先生がご逝去されました．おふたりの担当された項目は，ともに研究や実践してこられた執筆担当者がほぼ内容を維持しつつ，微修正しました．ダウン症のある子どもたちへの愛情に満ちた両先生のお顔を思い出しながら，改訂第 2 版を世に送り出します．

2025 年 1 月
大阪医科薬科大学小児科　名誉教授
玉井　浩

序文

　ダウン症候群（以下，ダウン症）は，写真がまだ一般的ではなかった 19 世紀後半に，イギリスの J. Langdon H. Down 医師が自身で撮りためた多くの「写真」を観察することによって，共通する身体的特徴をもち，知的発達の遅れを示す疾患概念を報告しました [1]．しかし，長らくその原因はわかりませんでした．20 世紀に入り，フランスの Jérôme Lejeune 医師によって初めて染色体異常であることが明らかにされました [2]．染色体異常であることが判明してから 50 年あまりの間に医学の進歩と相まって，合併症などの身体的特徴だけでなく，神経心理学的な特徴も次第にわかってきました．心臓疾患に対する手術成績も向上し，整形外科的疾患に対しても装具が進歩しています．学校や保育園・幼稚園の受け入れもよくなり，早期療育の進歩によって，運動発達や言葉発達の促進が図られています．このようにダウン症をもつ子どもをとりまく環境はずいぶん変化してきました．ダウン症療育に関する研究会も設立され，国際連合では世界ダウン症の日も制定され，世界ダウン症会議も開催されています．米国の先進的な病院ではダウン症の総合外来も設置され，ダウン症に関する研究もさかんにされています．世界はダウン症を障がいとみるより特性とみて，その子らしいパフォーマンスが発揮できるように支援するという空気に満ちています．

　しかし，一方で社会からの偏見や家族内での意見の相違から，母親あるいは父親，あるいは両親が孤立する場合も現実には存在します．どのような環境のなかでも子どもが周囲の理解や援助を得ながら成長することによって，家族は次第に満たされていくものと信じて周囲は支援する必要があります．

　ダウン症をもつ人のすべてが特別な優れた才能をもっているわけでもありません．しかし，健常の子どもと同じように応援や励ましに応えようとするごく普通の存在です．

　本書が療育関係・保育・教育関係者，そして保護者の方々の役に立ち，ダウン症をもつ子どもが周囲の大人や友だちとうまくコミュニケーションがとれるようになり，幸せな暮らしができることを切望しています．

2016 年 7 月

大阪医科大学小児科　教授

玉井　浩

1）Down JLH：Observations on the ethnic classification of idiots. Clinical Lecture Reports, London Hospital 3：259-262, 1866

2）Lejeune JM, et al.：Etude des chromosomes somatique de neuf enfants mongoliens. CR Acad Sci 248：1721, 1959

Contents

1 総論   1

A ダウン症児の特徴と育ちを理解する

B ダウン症児をもっと理解するために

2 実践編 療育   47

A ダウン症児に対する早期療育のプログラム

B 日常生活における学びとコミュニケーション

編集・執筆者一覧

■ 編　集

玉井　浩　　　大阪医科薬科大学小児科　名誉教授

■ 執　筆（執筆順）

玉井　浩　　　大阪医科薬科大学小児科　名誉教授

福阪涼子　　　藍野療育園

槇場政晴　　　芦屋大学教育相談所　所長

里見恵子　　　大阪府立大学地域保健学域教育福祉学類

玉井るか　　　大阪医科薬科大学 LD センター

玉井邦夫　　　大正大学人間学部臨床心理学科，日本ダウン症協会理事長

水田めくみ　　大阪医科薬科大学 LD センター

奥村智人　　　大阪医科薬科大学小児高次脳機能研究所・LD センター

黒澤路子　　　高槻市立療育園

中川由紀子　　高槻市立療育園

栗本奈緒子　　大阪医科薬科大学 LD センター

中島順子　　　大阪医科薬科大学 LD センター

竹下　盛　　　大阪医科薬科大学 LD センター

石井喜代香　　姫路獨協大学医療保健学部言語聴覚療法学科

河内清美　　　大阪府立生野聴覚支援学校

玉木啓之　　　関西学研医療福祉学院言語聴覚学科

石田朋子　　　社会福祉法人イエス団児童発達支援くっく

菅野　敦　　　東京学芸大学　名誉教授

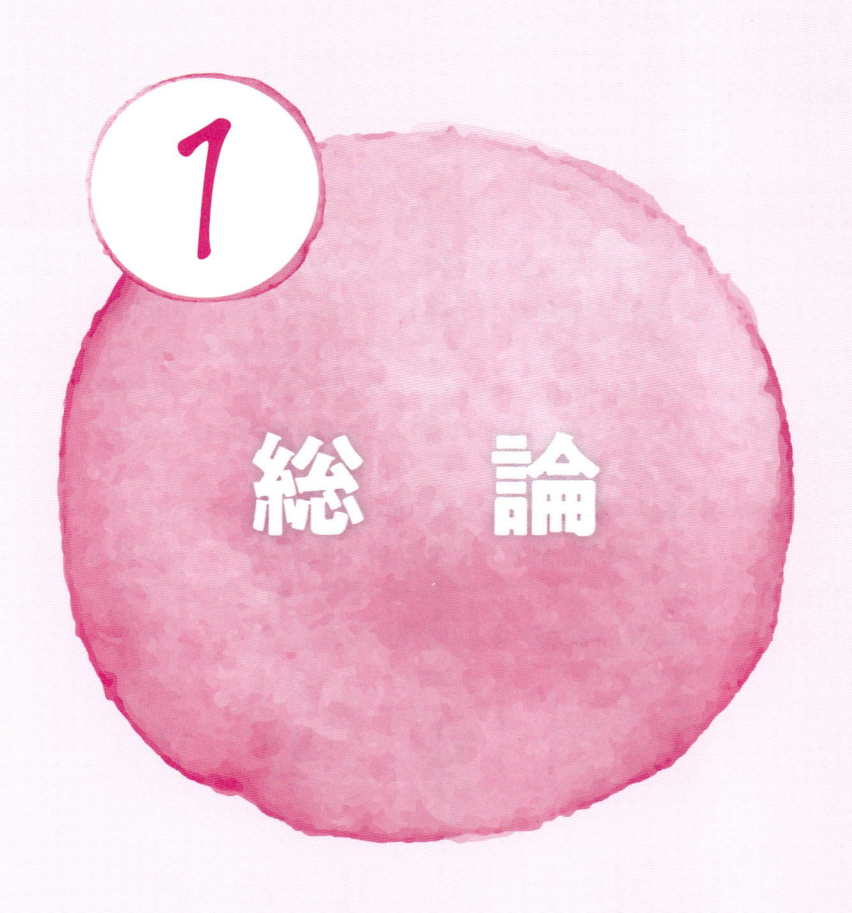

1 総論

1 疫学

POINT

❶ ダウン症は常染色体異常のなかでもっとも多い.
❷ 21 トリソミー型，転座型，モザイク型の 3 つが存在する.
❸ 身体的特徴を理解して，指導に活かす.

1 染色体の特徴

　ダウン症はヒトで初めて記載された染色体異常で，常染色体異常のなかでもっとも多いものです．疾患責任部位は 21 番染色体長腕遠位部 21q22.2 付近にあり，21 番染色体が正常より 1 本多いトリソミー型（図1）が約 95% を占めています．そのほか，転座型とモザイク型が存在します．転座型は 21 番染色体の一部がほかの染色体に付着したもので，その半分は親が均衡型転座を保因する遺伝性転座です．モザイク型は個体の中に正常核型の細胞と 21 トリソミーの細胞が混在するものです．

　トリソミーは 21 番染色体以外でも生じますが，常染色体では死産になるケースが多いようです．しかし，21 トリソミーの場合，致命的とならない場合があり，約 20% は出生に至ります．その出生頻度は約 1/600〜1/800(20 歳代前半の場合，約 1/1,000 ですが，40 歳以上になると約 1/100)であり，母親の年齢が高くなると増加します．

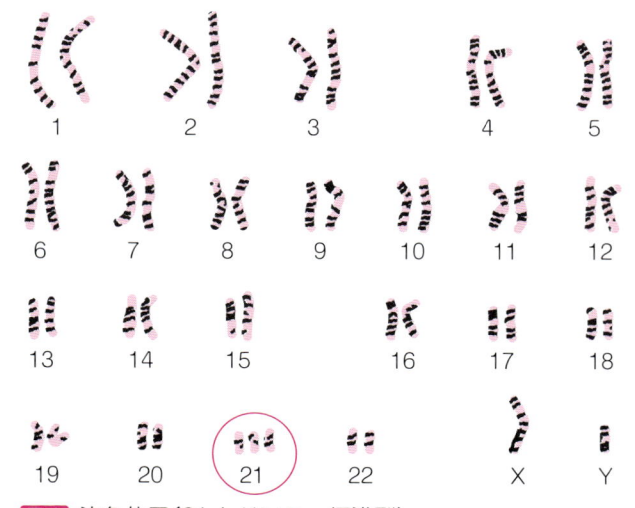

図1 染色体図(21 トリソミー標準型)
21 番染色体が 3 本あるトリソミー型のほか，転座型，モザイク型が存在する.

　日本でのダウン症者数は推定約 8 万人，推定平均寿命 60 歳前後と考えられています．また，全知的障害の約 1 割と推定されています．

　この 21 番染色体上には，ダウン症を特徴づけるさまざまな遺伝情報があり，研究がさかんにされています．以前から白血病の発症は多いが，固形がんの発症がまれであることや，てんかんの発症は多いが，熱性けいれんの発症は少ないなどの疫学上の特徴は知られていましたが，その機序として 21 番染色体上の遺伝情報の違いに注目されるようになりました．

2　ライフスパンからみた身体・精神的特徴の変化

　身体的特徴は，新生児期の特徴的顔貌（吊り上がった目，内眼角贅皮，鞍鼻，狭口蓋，短頸など），哺乳力不良，筋緊張低下などであり（表 1），幼児期になると易感染性，精神運動発達遅滞，言語発達遅滞，自閉傾向，さらに成人期になると，抑うつ，早期の老化（アルツハイマー病様の認知障害）などを示すことです．そのほかいくつかの合併症をもちます（☛「さまざまな合併症・健康管理」，p.7〜10 参照）．

　30 年ほど前に比べ，心臓手術が積極的にされるようになったことや薬物治療の進歩で推定平均寿命が延び，成人期の身体合併症についてのケアも重要になってきました．とくに老化に関係するような合併症が増えてきたことが最近の特徴です．たとえば，白内障や脳血管障害，肥満に伴う痛風や糖尿病，膝への負担，側弯の進展などです．そして，成人期の抑うつ，てんかん，幻覚幻聴などの統合失調様症状の出現などのほか，青年期にみられる急激退行とよばれる状態など，精神・心理状態の変化がみられる場合があります．しかし，どのような方が急激に退行するのかは不明であり，機序についても解明されていませんが，最近，免疫学的異常の関与が指摘されるようになりました（☛「対人的なかかわりへの消極性，指示を拒む，引きこもるなどの課題の理解」，p.34 参照）．

表1 ダウン症の身体的特徴

1. 短頭（後頭部扁平）	11. 第 5 指短小または第 5 指単一屈曲線
2. 大泉門開大，小泉門開大	12. 第 5 指内弯
3. 眼裂斜上	13. 第 1 趾と第 2 趾間の開大
4. 内眼角贅皮	14. 手掌の単一横走手掌線
5. 小さい耳介	15. 母趾球部頸骨側弓状紋
6. 耳輪内転	16. 筋緊張低下
7. 鞍鼻（低い鼻背）	17. 腹直筋離開
8. 狭口蓋	18. 停留睾丸
9. 短頸	19. 小陰茎
10. 短指	

● 参考文献

・Shimakawa S, et al.：Incidence of febrile seizure in patients with Down syndrome. Pediatr Int 57：670-672, 2015

（玉井　浩）

2 心身の特徴

POINT

❶ 低緊張は姿勢維持や運動発達だけでなく，言語発達や知的好奇心の発達と関係する．
❷ 前頭葉機能の弱さも関係する．

1 基本的な考え方

　ダウン症児の心身の特徴として，種々の合併症と低緊張および脳神経の成熟の遅れによる運動発達遅滞，言語発達遅滞があげられます．低緊張のため姿勢を維持する筋肉の緊張が弱く，定頸や座位，立位が遅れるという結果になります．よい姿勢とは，立位や座位で脊柱が生理的弯曲を示し，意識しなくてもその姿勢を保てることを意味しています（図1）．しかし，これは単に筋肉の問題にとどまらず，低緊張児では，座位でおもちゃなどに手を伸ばそうとする「探索する手」を胸のほうに引き寄せて口にくわえたままであったりするため，おもちゃとしての遊び方を学ぶ機会を失い，センサーとしての手の発達が伸びない結果となってしまいます．うつ伏せ姿勢で両肘支持はできるものの，首の挙上を保てず，すぐに胸支持となって苦しがってしまいます．こうして，外界に興味を示していく時期に，それに呼応する筋緊張が得られず，外界からの刺激を十分に享受できない状態になってしまいます．筋緊張の低さから，積極的に取り組まず，おっとりとした緩慢な動きに見えてしまうことがあります．そのため対応として，周囲（おもちゃなど）への関心や人への興味をうまく引き出して，手を伸ばす，ずり這いするなどの行動へつなげます．

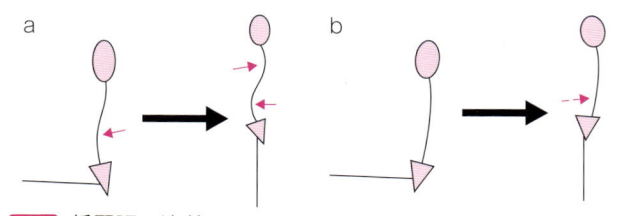

図1 低緊張の姿勢
aは筋緊張のよい児の場合．座位では骨盤の前傾とともに，腰椎前弯，胸椎後弯がみられるが，低緊張を示すbでは骨盤は前傾せず，亀背を示すことになる．立位になると，筋緊張がよければaのように骨盤も前傾して脊柱は生理的弯曲を示すことになるが，低緊張の場合にそのまま立位化すると，骨盤前傾せずに脊柱も全体に後弯した姿勢となる．

2　言語発達の遅れと構音の不明瞭さ

　もう一つの特徴は言語発達の遅れであり，単音で構音できてもことばのなかではうまく構音できず，発音不明瞭になってしまいます．比較的よくしゃべるダウン症児でも，発音は不明瞭なことが多いのも特徴です．原因として，口輪筋の筋緊張低下や舌の突出，平常時の開口などがあげられます．このほか，抑揚が少なく，ハスキーで吃音も多く，また聴覚的短期記憶（聴覚把持）が弱いため，不完全語（長いことばは語尾だけを発語するなど）になりやすいことも特徴です．さらに，聴覚的な音の弁別が悪いうえに，聞いたまましゃべろうとするため，発音の不明瞭さを助長します．聴覚からの言語入力と同時に，視覚的に入力する（視覚支援）ことで言語発達を強化します．

3　知的障害と実行機能

　ダウン症児を特徴づけるもう一つの要因に知的障害があげられますが，実際には知的能力の評価は困難を極めます．療育手帳で重度と判定されても，日常生活ではさほど困らず，料理や掃除・片づけを難なくこなす方がいます．記憶と思考の両方を評価する方法，すなわち彼ら（彼女ら）に適した知的水準を評価する，ダウン症特有のものを作成する必要があります．

　DSM-5-TR[1]での知的能力障害群の定義では，学力領域（conceptual domain）・社会性領域（social domain）・生活自立領域（practical domain）において，実際にどれくらいのレベルで適応できているのか，具体的な学習課題・生活状況・人間関係に対してどのように対処しているのかを判定します．ダウン症児・者での知的な課題は言語能力だけではなく，目的の明確化，注意，プランニング，行為のモニタリングといったいわゆる実行機能の問題としてとらえることで理解できます．保持した短期記憶を操作する機能（ワーキングメモリ）や実行機能は，言語理解や読解，推論，問題解決といった日常生活における認知活動にとって重要な役割を果たしています．これらは前頭葉機能としてとらえられていますが，ダウン症児・者ではこの前頭葉機能に弱さがあるとされています．すなわち，次のような前頭葉症状が出てしまいがちです．

・しゃべりながら服が着られない（途中で止まり，忘れてしまう）

・歩いているときに話しかけられると，足が止まってしまう

・移乗（エレベーターなど）の際の安全確認が不十分

・話がよくとぶ（話題を維持できない）

・やればできるのに，動作時には常に促しが必要とされる

　このように2つのことを同時にできないことが多く，また，ありがちな行動として次のようなことがあげられます．

・途中で間違うと，最初からやり直す．
　例1：文章の途中で書き間違うと，全部消して何度も書き直す
　例2：ダンスの練習で途中のステップを間違うと最初からやり直す

・設定されたセット（構え）の一部を変更できない

　「献立を決める→買い物をする→料理をする」という課題が設定されたときに，「買いたいものがなかった」などの本人にとって予期せぬ出来事が起こったとき，セットの途中の行動をほかの事柄に入れ替えられないので，「まったく何もできない」「どうしたらいいかわからない」「フリーズする」という結果になってしまいます

　これらの特徴を踏まえて，必要なことはわかりやすく繰り返し伝えることや，環境変化につながることは前もって十分に時間をかけて納得するまで説明や練習をすることが大切です．

🔴 **文献**

1）American Psychiatric Association（原著），日本精神神経学会（日本語版用語監修），高橋三郎，他（監訳）：DSM-5-TR 精神疾患の診断・統計マニュアル．医学書院，2023

（玉井　浩）

3 さまざまな合併症・健康管理

POINT

❶ 合併症としては，先天性心疾患をはじめ，消化器疾患，耳鼻咽喉科疾患，整形外科疾患，血液疾患，内分泌疾患，眼科疾患，神経／精神疾患などがみられる．

1 先天性心疾患

　ダウン症における先天性心疾患の合併は非常に多く，約50%にみられます．そのなかでも房室中隔欠損症が多く，そのほか心室中隔欠損症，心房中隔欠損症，Fallot四徴症と続きます．胎児心エコー検査によって合併する心疾患を早期に診断し，出産後の手術の準備を十分に行うことができます．心疾患の有無にかかわらず，肺高血圧を示すことが多く，利尿薬を服用することも多いようです．この肺高血圧をもつ場合にRSウイルス感染症に罹患すると，重症化することが多く，近年はそのモノクローナル抗体であるパリビズマブや，ニルセビマブの投与が保険適用になり，重症化する頻度はかなり低下しました．心臓手術も積極的に行われるようになり，成績も向上しています．

2 整形外科的疾患

　第1頸椎（環椎）は第2頸椎（軸椎）の軸突起との間に靱帯で結合し，首の可動性をもたせながら支持していますが，靱帯の結合がゆるく不安定性を示すケース（環軸椎亜脱臼）が約20%にみられます．さらにそのうち，脊髄が圧迫されているケースが数%にみられます．頸部に急激に衝撃が加わった場合に，脊髄を損傷して麻痺を起こすことがありますが，とくに筋肉の低緊張が強い場合に気をつける必要があります（図1）．また，外反扁平足を示すことが多く，足のアーチ形成がみられないと，疲れやすかったり，転びやすかったりします．側弯，股関節脱臼などもみられるため，とくに歩行後には整形外科医の診察が必要になります．

3 白血病

　ダウン症における白血病発症リスクは，非ダウン症に比較して10〜20倍高いとされています．しばしば新生児期に一過性異常骨髄増殖症（transient abnormal myelopoiesis：TAM）という特徴的な血液疾患がみられます．これは約20%が早期死亡に至りますが，自然寛解することでもよく知られています．しかし，TAM寛解例のうち，約20〜30%において幼児期に急性

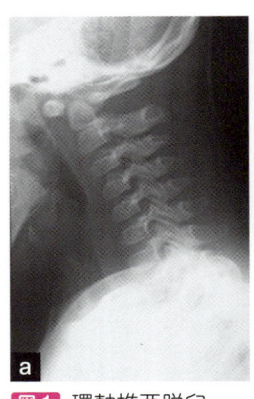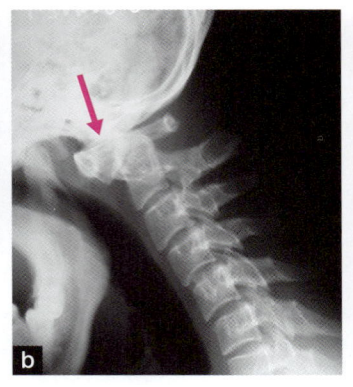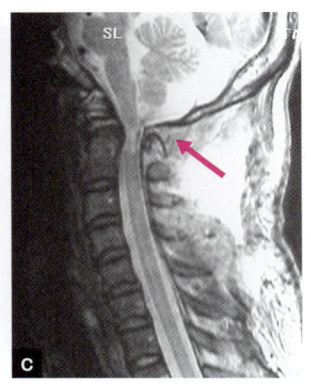

図1 環軸椎亜脱臼
(a)正常児の頸椎側面単純X線写真．(b)下肢の麻痺を起こしたときのX線写真．環椎が軸椎前方へ偏位している（図中➡）．(c)麻痺時のMRI．脊柱管内の脊髄が環椎後弓と歯突起間で挟まれている（図中➡）．

巨核芽球性白血病(acute megakaryoblastic leukemia：AMKL)を発症し，さらにそのうち10〜20%は予後不良な経過をとります．TAMの症状では，著明な肝腫大と白血球増多がみられ，幼児期のAMKLでは白血球増多，貧血，血小板減少などがみられます．

またダウン症では固形腫瘍(腎臓や副腎などにできる小児がん)の発生頻度が低いことがわかっていますが，最近，その理由が3コピーある21番染色体上の*DSCR1*遺伝子と*DYRK1A*遺伝子によって説明されています．2つの遺伝子がカルシニューリン経路を抑制して血管新生を抑制し，腫瘍増殖を抑制するため固形腫瘍が発生しにくいと考えられています[1]．

4　内分泌異常

ダウン症でみられる内分泌異常は甲状腺機能低下症がほとんどです．このうち，新生児マススクリーニングで発見される先天性甲状腺機能低下症(クレチン症)では，体重増加不良，成長障害，活気の低下，便秘などがみられます．小学生くらいからは自己免疫性のものが多くなり，甲状腺自己抗体は年齢が上がるほど陽性率が高くなり，やがて甲状腺機能低下症(橋本病)となります．この自己抗体が出現してくると，毎年血液検査をする必要があります．症状の出現はゆっくりで，年長児の成長障害は，身長の伸びが止まるのに対し体重は増加するため，ダウン症児の成長曲線を利用すると発見することができます(☞付録「ダウン症のある子どもの成長曲線」，p.156〜159参照)．そのほかに甲状腺機能亢進症(Basedow病)もみられますが，これは発症が急激で，暑がったり，発汗が多くなったり，多動，易刺激性(精神的不安定)，体重減少などがみられます．

また，成長ホルモンの分泌が弱いため，さらに低身長になる場合があり，これもダウン症児の成長曲線を利用して発見できます．

5　消化器疾患

消化管閉鎖・狭窄などがみられます．鎖肛や食道閉鎖，十二指腸閉鎖では，出生早期に診断がつきますが，狭窄の程度が軽ければ新生児期には症状がありません．直腸部の狭窄

（Hirschsprung 病）では，しつこい便秘として症状が続きます．十二指腸狭窄では，胃に食物が停滞する時間が長く，食事をしてからずいぶん時間が経っても嘔吐することが多く，それをきっかけに診断がつくことがあります．

6 耳鼻科的疾患

　感音性の難聴を認めることがあり，片側性や両側性のこともあります．新生児期の聴性脳幹反応（ABR）検査などで発見されることがあり，補聴器装着で反応性は向上します．また，乳児期には急性中耳炎に繰り返し罹患することがあります．さらに，滲出性中耳炎になるケースもよくみられます．これは中耳に滲出液がたまるもので，発熱もないため気づかれずに過ごすことも多いようです．中耳を取り囲む蜂巣様（ほうそうよう）の骨が発達して中耳の容積が拡大していくことによって滲出液はたまりにくくなるため，治癒には時間がかかります．場合によっては，鼓膜にチューブを挿入して持続的に排液するような手術も必要になります．したがって，耳鼻咽喉科を定期的に受診することが必要です．

7 眼科的疾患

　90% に屈折異常がみられ，60% に眼鏡が必要になります．強度近視や乱視も多く，弱視になる可能性もあり，その場合は 1 歳未満であっても眼鏡を考慮することがあります．斜視（とくに内斜視），眼振も多いようです．したがって，新生児期のチェック（先天性白内障など，早期の手術が必要な場合もある）の後は，1 歳時に検診を受けます．そこで異常がなければ 3 歳時，5 歳時に検診を受けることになりますが，もし何らかの異常があれば，その検診の間隔は短くなります．白内障も高校生になるころには 30% 程度に出現するようですが，手術をするようなケースはまれのようです．

8 歯科疾患，摂食・嚥下機能の特徴

　摂食・嚥下の特徴は，狭い口腔容積と筋緊張低下，舌が大きく突出していること，口唇を閉じない，咀嚼獲得が遅れる，丸飲み，口呼吸などです．頭部が後ろに反ると過開口になり誤嚥の原因となるため，頭部をしっかり支える工夫をします．離乳食の上手な食べさせ方は，スプーンのボール部を 1/3 ～ 1/2 口に入れて，下唇に乗せたままにし，上唇が閉じてくるまで待ち，唇を閉じたときすばやくスプーンを口から抜き取るようにします．子どもが口を開けているときに親がスプーンを口の奥まで入れて食べさせることはしないように気をつけます．食べる機能を発達させるためには，まず自分で唇を閉じることを覚えなければいけません．

　歯そのものの形態異常もみられますが，歯列が不整のため矯正をする場合もあります．

9 神経 / 精神疾患

　てんかんの発症リスクがあり（約 5～10%），とくに乳児期～2 歳ごろまでに点頭てんかんとし

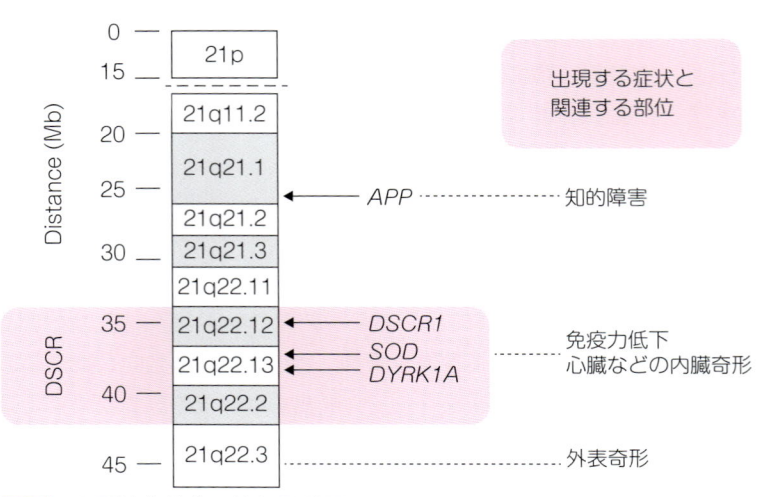

図2 21番染色体上の遺伝子地図
APP 遺伝子はアルツハイマー病発症に関連する APP を，また *SOD* 遺伝子は過酸化水素を産生する SOD をコードするため，老化促進に関与するとされている．カルシニューリン経路に関与する *DSCR1* 遺伝子と *DYRK1A* 遺伝子も局在する．

て出現することが多いようです．点頭てんかんはピクンと一瞬だけ上肢と頸部を屈曲（強直）させるもので，数秒間あけて何回か繰り返します（シリーズ形成）．治療は，抗てんかん薬や ACTH（副腎皮質刺激ホルモン）の注射が行われます．症状出現から治療開始までの期間が短いほど，発作抑制に関して予後がよいことがわかっています．また，年齢が上がるにつれててんかん（全身強直間代けいれん）の出現率が上昇し，成人期には約 20% ほどになります．

　知的障害の程度にも関係しますが，幼児期より自閉的傾向，あるいは自閉症の合併と考えたほうがよい場合があります．記憶はよいものの，対人性が弱く，こだわりもあってコミュニケーションのとりづらいダウン症児にも，自閉症児への対応をとることで少しずつやりとりができるようになり，コミュニケーションがとりやすくなる場合があります．

　また，21番染色体上に *APP* 遺伝子が 3 コピー存在し，アミロイド前駆体タンパク質（APP）が過剰産生されやすく，その代謝からアミロイドの蓄積や老人斑が形成され，アルツハイマー病の発病に至りやすいと考えられています（図2）．40歳ごろを過ぎると歩行や言語能力の退行がみられるようになりますが，それより早く20歳ごろから急激に発語や記憶の低下，社会適応能力の低下，会話の減少，興味や活動性の低下，睡眠障害などの症状が出現することがあり，「ダウン症候群における社会性に関連する能力の退行様症状」（一部では急激退行とよばれています）として，さまざまな可能性が検討されています（☞「対人的なかかわりへの消極性，指示を拒む，引きこもるなどの課題の理解」，p.34 参照）．

● 参考文献
・Baek KH, et al.：Down's syndrome suppression of tumor growth and the role of the calcineurin inhibitor DSCR1. Nature 459：1126-1130, 2009

（玉井　浩）

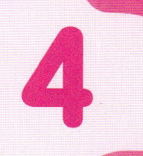

4 ダウン症児の療育

POINT

❶ 医療，教育，福祉との連携を深める．
❷ 余暇活動など，活動の幅を広げる．

1 ダウン症児における療育とは

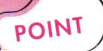 図1に一般的な経過を示しますが，場合によっては，福祉や医療から遠ざかる時期が出てきます．眼鏡や靴などの調整も定期的な診察とともに必要ですし，学校でも理学療法士（PT）や作業療法士（OT）の定期的な診察を受けられる場合もあります．多職種の専門家に相談できるチャンスを家族から求めることが望ましいでしょう．

ダウン症児は乳幼児期からさまざまな療育を受けていますが，単に運動発達を促進させるだけではなく，言語コミュニケーションの基礎的な発達がこの時期から始まります．周囲とかかわる力を育て，たとえば，読書，音楽（図2）やダンス（図3），絵画，書道など，その子らしく，その子に合った余暇活動を楽しむようにして，そして環境に適応する力を身につけていくことを目指します．

2 乳幼児期

一般には，心臓疾患がある場合には手術後に，赤ちゃん体操をはじめ，理学療法や摂食指導が始まります．また，作業療法によって手の操作性を高め，言語コミュニケーション指導を行いながら小学校入学に備えます．療育は，姿勢・歩行の安定やコミュニケーション力を高めて社会環境に適応することを目標にしています．進度は個々で違っていますが，基礎を作っているのがこの時期です．

3 学童期

学童期になると，多くの時間を学校で過ごすようになり，身体的な機能訓練を中心とした療育は少なく，学習が主体となります．

名詞に比較して動詞のほうが覚えやすく，状況理解も良好な場合が多いようですが，文章理解，数の概念や理解，短期記憶，ワーキングメモリは弱くて記憶の容量に限界がある点が特徴です．しかし，フォーマットがあると覚えやすく，理屈や手順で理解するより，全体をまるごと

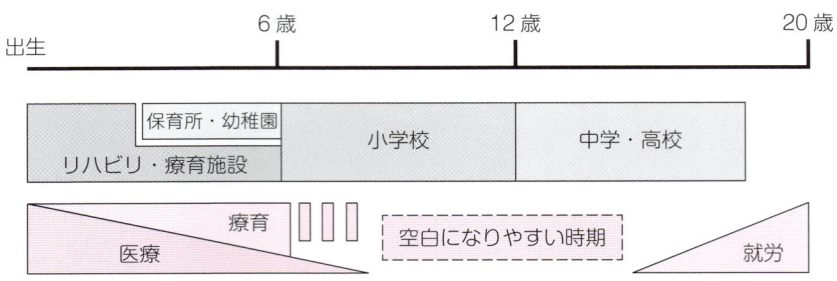

図1 ダウン症児を取り巻く教育・福祉・医療
合併症があると医療と長くかかわる．合併症がないと，医療や療育施設と離れてしまいがちである．小学校では支援学級で総合的支援を受けることになる．

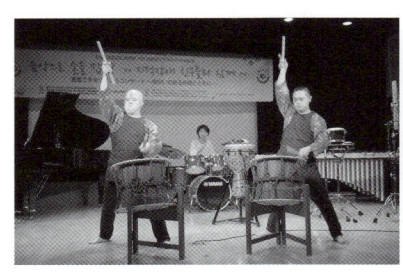

図2 余暇活動（音楽）を楽しむダウン症児
継続して和太鼓の練習をしてコンサートに出演するまで上達した2人（ご本人およびご家族の許諾を得て掲載）．

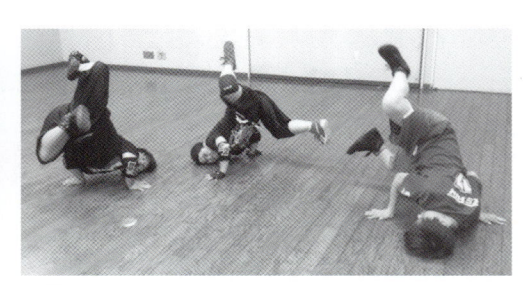

図3 余暇活動（ダンス）を楽しむダウン症児
筋力は弱いが，鍛錬を積んで動きの激しいブレイクダンスをする3人（ご本人およびご家族の許諾を得て掲載）．

パッケージとして記憶することのほうが得意なようです．そのため一見よく理解しているように思われがちですが，一つひとつの理解を積み上げたものではなく，全体の概略の記憶によるものが多いということを教育・療育する側は理解したうえで対応する必要があります．療育の効果は相乗的であり，一つの療育を受けたことが別の面で生きてくることがあるため，どのようなことでも継続することが大きな力になります．

　それに加えて，余暇活動も大切です．低緊張であっても，繰り返しトレーニングを行うことで，ヒップホップダンスやレスリング，水泳などで活躍する方も現れています．

4　成人期

　言語発達レベル，性格特徴，学習の特徴，自閉傾向などの課題は個々で違っています．しかし，このような課題をベースに環境に対する不適応が生じている場合があり，抑うつ傾向に陥っていることがあります．社会生活上の困難が生じたときには，前述のことを原因検索の参考にすると理解しやすいと考えられます．

　一部に「ダウン症候群における社会性に関連する能力の退行様症状」とよばれる，比較的青年期早期の抑うつ傾向を示す状態がみられます（☛「さまざまな合併症・健康管理」p.10，「対人的なかかわりへの消極性，指示を拒む，引きこもるなどの課題の理解」p.34 参照）．

（玉井　浩）

5 自立を目指した乳幼児期からの支援

POINT

❶ 法律の改正に伴い，ダウン症児・者を取り巻く環境は日々変化している．幼少期より，地域での生活や教育，福祉サービスの利用など多様化してきている中で，将来の自立を見据えた支援とは何かを考える．

1 障害児・者を取り巻く法律

障害者を取り巻く法律は，2013年に「障害者の日常生活及び社会生活を総合的に支援するための法律（障害者総合支援法）」が施行され，その後2018年と2024年に改正されています．また，2024年には「障害者総合支援法」だけでなく，周辺領域である精神保健法や児童福祉法，障害者雇用促進法についても改正がなされました．これらの改正では，地域生活の支援体制の充実，多様な就労ニーズに対する支援および障害者雇用の質の向上を推進させ，地域生活や就労支援を強化し，「皆が自分らしく生活できる社会を作る」ということがあげられています．"どこで誰と生活するか"，選択する機会を拡大するためにグループホームや一人暮らし等を希望する障害者に対しての支援内容が明確化されました．障害児支援の充実とともに，今後は障害者の生活において選択肢が広がっていくよう期待される内容となっています．

2 障害児を取り巻く福祉サービスの変化と内容

2012年以前は，障害者支援について定めた法律として「障害者自立支援法」と「児童福祉法」があり，障害児に向けたサービスは障害種別ごとに施設が分かれていたため，身近な地域で支援を受けにくい状況でした．2012年の法改正により，障害児に向けたすべての施設サービスは児童福祉法にもとづいて実施されるようになりました．それにより，3障害（身体，知的，精神）が一元化されることになり，身近で療育を受けることができる通所事業所が増え，支援の内容も多様化しています（表1）．

法律の改正に伴い，サービスの種類や通所支援事業所の数が増え，それぞれがさまざまな内容の発達支援を実施しており，利用者としては，選択肢が増えてきています．そこで，保護者は子どもに合った発達支援を選択する際に，どこに通えばいいのか？ どのような発達支援を受けることができるのか？ と悩むことがあります．そのようなときに，通所サービスの相談窓口として「障害児相談支援事業」があります．相談支援事業では，具体的にどのようなサービスを使うかを障害児やその家族と相談し，計画書を作成，見直しを行います．

このようにダウン症児が利用できる発達支援の場が増えているとともに，教育の場面では共生

表1 障害児通所支援の機能

①	児童発達支援	地域の障害児支援の中核的役割を担う「児童発達支援センター」と、「児童発達支援事業」があります。児童発達支援センターでは、通所支援だけでなく、身近な地域の障害児の拠点として、障害児やその家族への支援、障害児を預かる施設に対する支援を実施するなどの地域支援を行います。
②	放課後等デイサービス	就学児に対して、放課後や長期休暇中、自立を促進するための継続的な発達支援や居場所づくりを行います。
③	居宅訪問型児童発達支援	重度の障害等により外出が著しく困難な障害児の居宅を訪問して発達支援を行います。
④	保育所等訪問支援	保育所等（幼稚園・小学校・放課後児童クラブ等）を利用中の障害児に対して、集団生活への適応のための専門的な支援を行います。実際に支援員が保育所等へ訪問し、本人への直接的な支援や先生等への訪問への助言といったことが重要になっています。

社会に向け、インクルーシブ教育システムの構築に向けた特別支援が推進されています。インクルーシブ教育とは人の多様性の尊重を強化し、障害のあるなしにかかわらず、すべての子どもが共に学び合う教育です。これにより、ダウン症児を取り巻く生活環境にも大きく変化が見られています。地域の保育所や幼稚園、小学校に所属しながら、継続して発達支援を受けることが増えてきています。そのため、家庭と保育、教育、福祉が連携し、ダウン症児にかかわるすべての人たちで包括的な支援を行っていくことが重要になっています。

③ 障害者を取り巻く福祉サービスの変化と内容

就労については、「障害者の雇用の促進等に関する法律（障害者雇用促進法）」の改正により、2018年から障害者の法定雇用率が引き上げられました。法定雇用率とは、ある一定数の従業員を雇用している事業主体に障害者雇用を義務付けるものです。民間企業の場合、2018年に2.0％から2.2％に引き上げられ、さらに2021年には0.1％引き上げられ2.3％となりました。2026年には2.7％まで引き上げることになっています。また、法定雇用率が適応となる民間企業の従業員数が、従来の50人以上から2018年に45.5人以上、2021年には43.5人に改定され、雇用率も増えてきております。2022年の民間企業における障害者雇用率は過去最高を記録しています。2024年より、精神障害者と重度の身体・知的障害者に限り、算定対象となる週の労働時間を週10時間以上20時間未満まで引き下げることになりました。これにより、長時間働くことが難しい場合にも雇用の場が広がっていくことが期待されています。

また、2024年の障害者総合支援法の改正により、就労から地域生活に対する福祉サービスの内容も変化しています。就労できれば終了ではなく、働き続けるための支援や生活する場を選択できるように（表2）。障害者総合支援法にもとづくサービスについても充実してきています。

④ 自立に向けて……

法律の改正に伴い、利用できる福祉サービスについては変化してきています。幼少期から成人期まで生活や就労における支援は増えてきており、ダウン症児・者を取り巻く環境は変化し、障害程

表2 障害者総合支援法にもとづくサービス

① 就労移行支援		一般企業などへの就職や在宅での仕事を希望する障害者のために，就職を支援するサービス．事業所内や企業での作業や実習を通して，職場での必要な能力向上のための訓練を受けることができます．また，求職活動の支援，障害特性に応じた職場開拓，就職後に定着できるよう相談することができます．利用期間は2年間です．
② 就労定着支援		就労移行支援等の利用を経て，一般就労へ移行した障害者を対象として行うサービスです．おもに一般就労することによって生じる問題に対しての支援や企業等との連絡調整を行います．利用期間は3年間です．
③ 就労選択支援		就労の前段階として，自分の能力や適性，興味関心に合った就労ができるように，どのような支援ができるのかを考えるものです．本人と支援者が一緒に就労アセスメントを行い，就労に向けてのニーズや本人の強みや課題等を明確にし，必要な支援や配慮などを整理していくものです．
④	就労継続支援	一般就労だけでなく，支援を受けながら，働くための訓練を受けられます．
	就労継続支援A型	就労移行支援を受けたが，雇用に結びつかなかった人や支援学校卒業後，企業などの雇用に結びつかなかった人に対して，雇用契約を結んで働くことです．最低賃金以上の雇用が保障されていますが，決められた仕事をこなすだけの能力も必要となります．
	就労継続支援B型	働く場と居場所を合わせた施設です．雇用契約は結びません．
⑤ 生活介護		常に介護を必要とする場合の日中の活動の場として利用できます．入浴，排泄，食事の介護等を行うとともに，創作的活動または生産活動の機会を提供します．
⑥ 共同生活援助(グループホーム)		共同生活を営む住宅において，夜間や休日に日常生活の援助を受けることができます．
⑦ 自立生活援助		一人暮らしへ移行した際に，必要な生活力を補うために，定期的に居宅を訪問し，必要に応じたアドバイスや医療機関等の連絡や調整を行います．

度や特性に合わせた選択肢も増えてきています．そこで，将来の自立とはどのようなことでしょうか？　それは一人ひとり違ってくると思います．就労に対する福祉サービスは増えてきていますが，働くことを目指すだけではなく，「何のために働くのか？」「余暇をどのように過ごしたいのか？」をダウン症者自身が持てるようにしていくことも大切です．そのためには，幼少期からの家庭や療育，教育での遊びや勉強のなかでの多くの経験から，好きなことを見つけておくことや苦手なことを知っておくこと，また，人とのかかわりやお手伝い等の機会から役立つ経験をしておくことは，将来の社会参加につながる大事なことです．そのなかで，成功や失敗する経験もしながら，自分で考え選択していき，自己肯定感を高めていけるよう周りの大人たちが見守っていくことが必要ではないでしょうか．発達支援を行うなかでは，知的発達に目を向けがちですが，将来に向けては，自分で選択していく力，社会性や適応能力を身につけ，その子らしさから自立というものがどのようなことなのかを考え，ライフステージに合わせて支援の内容を変化させていくことが必要だと考えます．ダウン症児・者を取り巻く支援者は増えてきています．自分らしく生活していくためには，本人，家族とともに支援者たちで連携し，ダウン症児・者が自己選択できるよう支援していくことが将来の自立につながっていくのではなないでしょうか．

● 参考文献 ●●

・二本柳覚(編著)，鈴木裕介(著)：これならわかる〈スッキリ図解〉障害者総合支援法　第3版．翔泳社．2023
・季木明徳：社会福祉　第3版．北大路書房．2023
・山内康彦：特別支援が必要な子どもの「就労」「進学」「進路」相談室．WAVE出版．2023

（福阪涼子）

6 自立を目指した学童期からの支援 —特別支援学校の立場から—

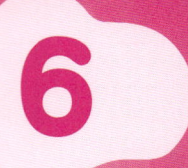

POINT

❶ 自立していくためには，自己表現の力を育てることが重要.
❷ 見通しをもつことができる環境作りが自立を促す.

1 教育現場でみられる課題

　ダウン症の子どもたちは陽気で社交的で，模倣の力が優れているといわれています．しかし，コミュニケーションにおいては，獲得している語彙の少なさがあるとともに，ことばの意味や概念を十分に理解できていない場合も多くあります．そのため，指示された内容が十分に理解できなかったり，自分の気持ちを十分に表現できなかったりすることもあります．見通しがもてなくなったときや苦手だと感じる活動場面では，その活動に対する強い抵抗や頑固さを示すことがあります．個々の特性に合った適切な治療やサポートを受けられない場合，思春期以降にダウン症による主症状とは異なる二次障害といわれる症状や状態を引き起こしてしまうことがあります．それを防ぐためにも，学校卒業後に充実した生活が送れるよう，学童期の早い段階から将来の自立に向けての準備をしておく必要があります．

2 子どもたちの自立を目指した支援

　障害のある子どもたちが安心して学校生活や社会生活を送るためには，自己表現ができ，見通しをもって活動できることが何より大切です．まず初めに，子どもたちが自分の気持ちを身近な人に楽に伝える方法を考えてみましょう．

　近年，友だちとのやり取りを SNS で行うことが一般的になってきました．その SNS では，気軽に自分の気持ちを表現する方法としてスタンプがよく使われています．スタンプには，イラストが多く使われていますがシンボルも見かけます．本来，イラストやシンボルは漢字のように意味や概念を表すものですので，うまく使えば，気持ちの表現だけではなく，いろいろなことを伝える手段になります．イラストやシンボルを文字の代わりに使うと，今まで，ことばでは自分の気持ちをうまく伝えることができなかった子どもたちも，今感じていることや考えていることなどを人に伝えやすくなります．

　それでは，イラストやシンボルを使ったコミュニケーションができるようになるために大切にしたいことを考えてみます．コミュニケーションは，ことばのキャッチボールといわれています．イラストやシンボルを使ったコミュニケーションは，キャッチボールのようにイラストやシ

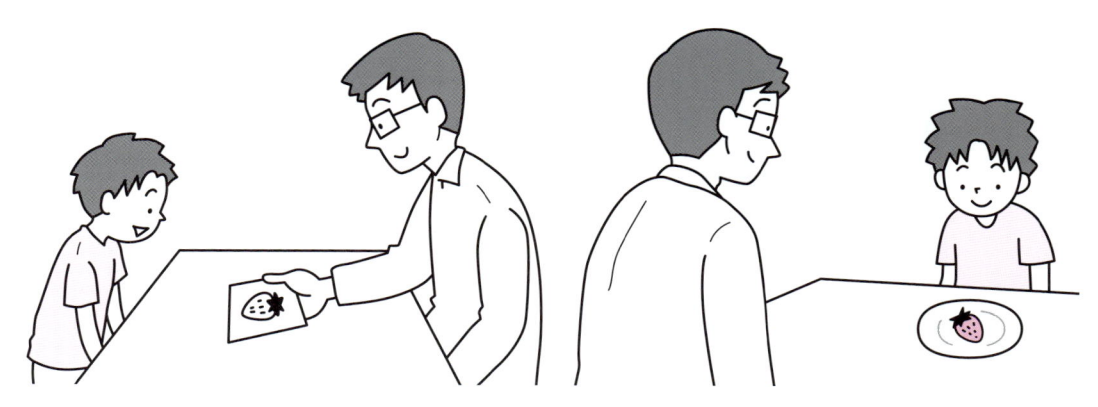

図1 イラストやシンボルなどの意味を理解できるようにする方法

ンボルのカードを相手に見せたり，渡したりして自分の気持ちを伝えます．人にカードを渡すと欲しいものが手に入ったり，自分の気持ちが伝わったりする成功体験をたくさん経験できるようにすることが大切です．そうするとカードのやり取りが楽しくなって積極的にコミュニケーションができるようになっていきます．

つぎに，カードに描かれたイラストやシンボルなどの意味を理解できるようにするための方法を考えてみます．たとえば，大好きなイチゴを表すカードを見せてからイチゴを渡すことを繰り返すとイチゴのカードがイチゴを表すということがわかるようになります（図1）．同様に公園を表すシンボルのカードを見せて「公園に散歩に行こう」とことばかけをするようにします．これを繰り返すと公園を表すイラストやシンボルは，「公園に行く」ことを表しているということが理解できるようになってきます．このとき，お母さんやお父さんなど特定のものを表すときには，写真を用い，特定のものに限定しないときにはイラストを用います．シンボルは一般的なものを表すときに用いるとよいと思います．カードを使ったコミュニケーションは，発語がない人や直接相手と話すことが苦手な人でも，カードのやり取りで自分の気持ちが伝えられるので，コミュニケーションに対するハードルを低くすることができるというメリットもあります．

さいごに，見通しについて考えてみましょう．子どもたちが自信をもって活動できるために，何より大切なのは，人からの指示を受けるのではなく，自分で予定や作業の手順を確認しながら活動できるようになることです．そのためには，わかりやすいスケジュール表や手順表（図2，図3）を作るなどの環境整備をすることが大切です．スケジュール表は，子どもの実態に合わせた個別のものを用意します．コミュニケーションのところでも述べましたが，イラストやシンボルなどの絵記号は，漢字のように意味を表すことができます．空港や街角などにシンボルを使った案内表示が多くみられるように，イラストやシンボルはことばの垣根を越えてわかり合えるツールです．スケジュール表や手順表に写真やイラスト，シンボルを積極的に取り入れて，視覚的にわかりやすい表示をすることで，安心して作業したり，活動に参加したりできるようになります．

このような環境が整うと，いろいろな活動場面での失敗が少なくなるとともに，子どもたちは自信をもって活動できるようになります．もし課題に失敗した場合は，何が難しいのかを子どもと一緒に考え，一緒にやり直しをします．そして，できたことを評価し，認めるようにします．

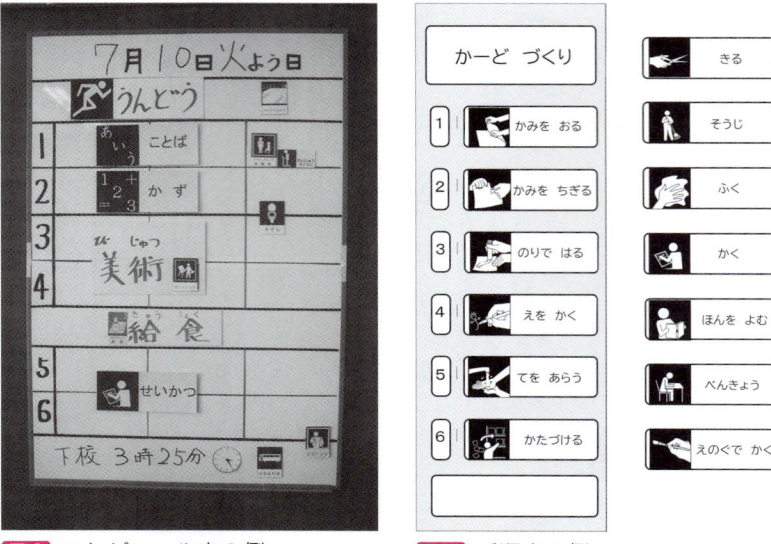

図2 スケジュール表の例　**図3** 手順表の例

失敗しても「やり直せばよいのだ」という安心感をもたせることが何よりも大切です．このような成功体験を重ねることが子どもたちに今まで経験したことがないことにでも挑戦してみようという意欲につなげることができるのです．

3 個性に応じた進路のために

　2013年に学校教育法が改訂され，障害のある子どもたちは特別支援学級や特別支援学校など実態に合わせた進路先を柔軟に検討できるようになりました．小中学校には，特別支援学級が設置されています．特別支援学級では通常の学級とは違い，障害種別の学級編成になっています．子どもの実態に応じて，時間割や授業内容を組み立てることができ，一人ひとりのニーズに合わせた学習が可能です．通常学級に籍を置いて，必要な学習を特別支援学級で授業を受けることもできます．さらに地域の小中学校には自宅から徒歩などで通えるため，放課後の交友関係や将来に向けて地域の人とのつながりを築くこともできます．

　特別支援学校は，障害のある子どものための学校で，障害による生活や学習面の困難の克服，自立に必要な知識や技能を習得することを目的とします．学習内容は，幼稚園，小学校，中学校，高等学校に準ずる学習内容が設定されますが，日常生活での表現する能力を養ったり，日常的に使う数や図形の理解ができるように学習を進めたり，働くことに興味関心をもち，作業や実習などを通して，働くことの意義を学ぶ場が設定されるなど日常生活で役立つ内容のカリキュラムが組まれています．また，子どもたちに必要な学習内容を一つの教科ではなく複数の教科を関連させて行う「合わせた授業」も行われています．さらに社会的なマナーや働くことの意味などの学習や就労に向けた実習が計画的に行われているのも特別支援学校の特徴といえます．また，特別支援学級と特別支援学校どちらにも学習や日常生活に必要な基礎的な力を育てる自立活動とい

う領域があります．自立活動は，感情のコントロールやコミュニケーション，良好な人間関係づくりなど，社会生活で必要な対人関係を築くためのスキルを一人ひとりの実態に合わせて計画され，学習が進められています．

　新たな進路を考えるときには，子どもたちが自身の得意なことや苦手なことを理解し，どんな仕事が自分に合っているのかを理解しておくと，スムーズな進路先への移行が可能になります．そのため，子どもたちが今「何ができて」「何が難しいのか」を知り，「どのような状況」で「どのような支援」があれば，できなかったことができるようになったり，できることが増えたりするのかということを見つけることが必要です．幼稚園や学校では，特別な支援の必要な子どもの教育をするために，保護者，学校，医療，福祉等の関連機関と連携して，個別の教育支援計画が作成されています．この計画は，近い将来できてほしいことを考え，将来の生活像を具体的にイメージできるようにするものです．個別の教育支援計画を活用して，子どもたちがそれぞれのステージに合わせた自己実現ができ，QOL（生活の質）を高め，自信をもって社会参加ができるように支援していくことが大切です．

● 参考文献 ●
・藤澤和子，他：あそんでつくってコミュニケーション！－ PIC シンボルと JIS 絵記号を活用した特別支援教育のための教材集．エンパワメント研究所，10-38，2007
・特別支援学校教育要領・学習指導要領解説　自立活動編（幼稚部・小学部・中学部）．文部科学省，2018

（槇場政晴）

7 ダウン症児をとりまく総合的な支援 —とりまく人々の役割—

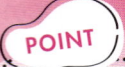

POINT

❶ 保護者，きょうだいを含めたサポートが必要である．
❷ 乳幼児期から成人，老年までのライフステージを支える．

1 支援者の意識：支援の対象は家族

　ダウン症に限らず，障害のある子どもの療育や教育にかかわる者は，支援対象を子どもと家族，つまり家族支援（ファミリーサポート）を基本としてとらえる必要があります．ダウン症児への早期療育のねらいは子どもの療育が主になりますが，両親を中心に家族がダウン症の赤ちゃんが生まれたことを受け止めること（障害の受容）を助けることも大きなねらいになります．第一の当事者は子どもですが，第二の当事者はダウン症児が生まれ悩みや悲しみを抱えた母親や父親が保護者としての当事者性をもちます．ダウン症児のきょうだいも，きょうだいという立場の当事者になります．それぞれがダウン症児を囲んで養育や教育にかかわり，成長の喜びを体験しながら一緒に成長していきます．家族を支えることも療育の大きなねらいになります．

2 障害の告知にまつわる支援

　ダウン症は生後直後に診断され，保護者への告知と療育への取り組みが早いのが特徴です．ダウン症の赤ちゃんは顔貌や身体的な特徴から出生後すぐに染色体検査が行われ，おおよそ1か月以内には確定診断がされます．家族への告知は確定診断の前に行われることが多く，産科入院中に保護者に告げられます．多くの場合，母親と子どもは一緒に退院できず，子どもに合併症があると母子が離れた状態で生活することになります．出産直後に母親は，自分の産んだ子どもがダウン症であることから受けたショックと，子どもと離れる不安の2つを抱えることになります．出産直後の母親のメンタルサポートはとても重要で，この役割を担うのが医師と看護師，心理士，医療ケースワーカーなどです．ダウン症の赤ちゃんは3歳ごろまではさまざまな感染症にかかりやすいのが特徴ですが，障害のある子どものなかでは育てやすく，成長の見通しも立ちやすいといえます．告知のときにダウン症児の長所や将来的な見通しについても説明することで，両親は希望をもって養育できるようになります．

3 ピア・カウンセリングの活用

　地域の保健所は，ダウン症の赤ちゃんが生まれたことを医師から伝えられ，保健師の訪問支援を始めます．保健所では，ピア・カウンセリングを活用しているところもあります．ピア・カウンセリングの「ピア」は仲間という意味で，同じダウン症児のいる先輩母親にダウン症の赤ちゃんが生まれた家庭を訪問してもらうシステムです．同じダウン症児を育てた経験のある母親の話を聞くことや不安を相談することで，孤独感や不安感を和らげる役割を果たします．

4 早期療育の開始：トータルな支援の開始

　大きな合併症がなければ，生後 2〜3 か月から赤ちゃん体操を始めていきますが，まず母親は全身のマッサージを学びます．マッサージは全身の血流を高め，また母親が赤ちゃんの肌に触れることで母子関係も安定していきます．

　授乳や離乳食の与え方なども含め，健康管理などトータルな支援が始まります．児童発達支援センターなどの専門スタッフがいる施設では，専門職がチームを組んで療育にあたります（図1）．健康に関しては医師と看護師，歩行開始までの運動訓練は理学療法士（PT），歩行開始後の運動機能については作業療法士（OT），授乳から離乳食については看護師や栄養士，摂食と言語・コミュニケーションは言語聴覚士（ST），保育は保育士が担当しますが，療育はケース会議などでスタッフ間の共通理解のうえで行われます．

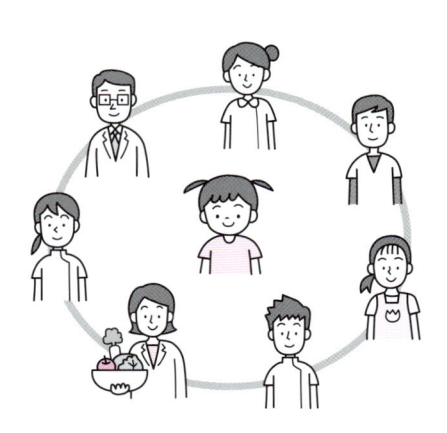

図1 専門職によるトータルな支援

5　学童期の課題

　小学校入学は人生の大きなイベントですが，ダウン症児の保護者も子どもを地域の小学校にするのか，特別支援学校にするのか，また地域の小学校に決めても，通常学級に在籍するのか，特別支援学級にするのかで迷います．学校側の窓口になる教育支援コーディネーターは，迷う保護者を受け止め，保護者が主体的に進路を選べるように支援を行います．

　小学校の中学年から高学年にかけては勉強が難しくなり，子ども自身がみんなとの違いを感じたり，友だちの輪に参加しにくくなることがあります．この時期に学校教育修了後にも続けられる趣味をもつことで，そこでの仲間が生まれ，また所属感をもつことができます．水泳，音楽やダンス，絵や書などは達成感があり，できるという自信につながります．

6　きょうだいの役割／きょうだいへのサポート

　ダウン症児のきょうだいは多くの場合，自然なかたちでダウン症のきょうだいを受け止め，運動やことばの発達，そしてしつけのよいモデルになります．また，きょうだいでよく遊んでくれるので，母親の育児負担も軽減されます．ダウン症児が生まれると母親の意識がダウン症児へ傾きやすく，きょうだいに負担をかけてしまうことがあります．「お姉ちゃんだから我慢してね」「○○ちゃんに貸してあげて」「将来の面倒を頼むね」などが続くと，きょうだいへの負担感が増します．保護者がきょうだいに対してダウン症児の将来の養育を期待することを「きょうだいに対する養育期待」といいますが，きょうだいがこの期待を受け止めすぎて，自分の将来や結婚で悩んでいることがあります．保護者は，きょうだいには「まず自分の人生を選んでいいよ」というメッセージを伝える必要があります．

7　乳幼児期から成人，老年までのライフステージを支える

　ダウン症児の療育・教育は乳児期から始まり，就労や老年までのすべてのライフステージをカバーできるような制度がおおよそ整っています．子どもはそこで出会う人々に支えられて成長していきますが，ダウン症児も周りの人たちに影響を与える存在です．"子どもはその子なりでいい""生活を楽しみながら人生を送ることの大切さ"などを教えてくれる存在のように思います．

（里見恵子，玉井るか）

Column　**新しい小児慢性特定疾病**

2015 年 1 月 1 日から，「小児慢性特定疾病」の新たな制度が始まりました．これまでの小児慢性特定疾患の対象である 514 疾病から大幅に拡大され，2024 年 4 月に全部で 845 疾病になりました．この制度は児童の健全な育成を目的として，社会参加，自立支援の充実を図るものです．まず，保護者が都道府県・指定都市・中核市に申請し，審査ののちに認定され，医療受給者証が交付されます．医療費の自己負担額が全員 2 割となり，所得に応じて患者の負担が変わります．したがって，これまでの制度で医療費助成を受けていた人のなかには，今まで以上に自己負担が増えてしまう場合があります．

ダウン症も今回の改定で対象疾病になりましたが，ダウン症であることに加え，次の表に示すような基準を満たす場合に申請をすることができます．

また，「指定難病」も 341 疾病に拡大されました（2024 年 4 月）が，ダウン症はまだ指定難病にはなっていません．

	基　準
（ア）	症状として，けいれん発作，意識障害，体温調節異常，骨折または脱臼のうち 1 つ以上続く場合
（イ）	治療で強心薬，利尿薬，抗不整脈薬，抗血小板薬，抗凝固薬，末梢血管拡張薬またはβ ブロッカーのうち 1 つ以上が投与されている場合
（ウ）	治療で呼吸管理（人工呼吸器，気管切開術後，経鼻エアウェイ等の処置を必要とするもの），酸素療法または胃管，胃ろう，中心静脈栄養等による栄養のうち 1 つ以上を行う場合
（エ）	腫瘍を合併し，組織と部位が明確に診断されている場合であること．ただし，治療から 5 年を経過した場合は対象としないが，再発などが認められた場合は対象となる

（玉井　浩）

Column　出生前検査の現況

　妊娠中，母親の血中では cell-free DNA(cfDNA)が存在し，そのうち約 10% は胎児由来の DNA です．各染色体は各々一定の比率で存在していますが，ダウン症者では 21 番染色体が 1 本多いため，血中で得られる 21 番染色体 DNA は，わずかではありますが健常者より多いことがわかっています．この原理を応用したのが，非侵襲性出生前遺伝学的検査(non-invasive prenatal testing：NIPT)という新型出生前検査です[1,2]．この NIPT は染色体の量的側面に着目した検査技術であるため，トリソミーが検査対象になると説明され，それがいつしか「ダウン症検査」となって報道されました．本来，出生前検査は重篤な疾患が対象とされていたため，一般市民の多くが「重篤な疾患であるダウン症を見つける検査」と誤解することとなったのです．

　日本では，NIPT コンソーシアムという組織が臨床研究として 2013 年 4 月から NIPT をスタートしました．2021 年 3 月までに約 10 万人の妊婦が検査を受けています．出生前の遺伝カウンセリングは正確な医療情報や倫理的問題点の情報を提供し，妊婦が自律的に検査受検を判断できるように心理的サポートをすることやその資料整備が目的でした．しかし，その意図と異なって，多くの妊婦は手続きさえすれば，この検査が受けられると誤解してしまいました．結果は，検査陽性者は 21 トリソミーは 1,100 名であり(約 10 万例中)，そのうち確定検査実施数は 981 名(陽性的中率約 97.3%)でした．また，妊娠を継続したのは 38 名だけでした．妊娠中断率は，妊娠中断者数 899 名／(陽性者数 1,100 名―研究脱落者 40 名―偽陽性者数 26 名)で計算され，約 86.9% となりました．予想されたように，多くの妊婦が妊娠継続を希望しなかったわけですが，遺伝カウンセリングの「質」には施設で大きな差があるようで，検査希望で来られても話を聞くうちに，「命の選択」の重大性に気づき，受検を希望せずに帰る方が多い施設もあるようです．

　大きな問題となったのは妊婦の不安につけ込み，NIPT をビジネスとして実施する施設が出現し拡大していったことです．このため国もようやく議論することとなり，2020 年 7 月に厚生科学審議会科学技術部会に NIPT 等の出生前検査に関する専門委員会が設置され，2021 年 5 月に報告書が公表されました．遺伝カウンセリングをはじめ適正な NIPT が実施されるように，認証制度等の新たな体制が日本医学会に設けられました(出生前検査認証制度等運営委員会)．2024 年 4 月現在，全国に 176 の基幹施設と 321 の連携施設，6 つの暫定連携施設が認証され，遺伝カウンセリングを含めた適正な実施が行われるようになりました．

　この検査の与えたインパクトは大きく，何かパンドラの箱を開けてしまったような印象を受けます．単に新しい検査の登場ではなく，また「障害の有無」でもなく，「命の選択」について改めて考える機会ととらえるべきです．そうでなければ，検査技術は容易に進化し，ごく軽微な，体質といってもよい程度の遺伝情報まで明らかになり，多様性を認めない社会になってしまうのではないかと危惧します．

◉ 文献

1）Chiu RWK, et al.：Noninvasive prenatal diagnosis of fetal chromosomal aneuploidy by massively pararell genomic sequencing of DNA in maternal plasma. Proc Natl Acad Sci USA 105：20458-20463, 2008

2）Fan HC, et al.：Noninvasive diagnosis of fetal aneuploidy by shotgun sequencing DNA from maternal blood. Proc Natl Acad Sci USA 105：16266-16271, 2008

（玉井　浩）

ダウン症児の性格・能力・世界

POINT

❶ ダウン症児は「人なつこい」「頑固」「臆病」といった性格特性で説明されてきたが，研究や実践から，認知・記憶・運動機能といった特性の共通項があるために類似した行動傾向が現れると考えられるようになってきた．

❷ 性格ではなく個々の心理機能・運動機能の特徴ととらえることで，支援においては有効な手立てが考えられる．

1 ダウン症児の心理面の能力―認知処理と記憶に関して―

　ダウン症児の心理面の能力に関しては，主として認知機能と記憶の特徴を理解することが重要です．認知機能は，同時処理と継次処理というタイプの異なる情報処理様式によって成り立っています．与えられた刺激の全体的な布置を把握するのが同時処理であり，刺激を構成している個々の要素間の関係を把握するのが継次処理です．たとえば，代表的な知能検査であるWechsler検査には積木模様という下位検査があります．モデルとなる模様を提示し，求められた数の積木を用いて，制限時間内に同じ模様を作らせます．この検査では同時処理，継次処理の能力の評価ができますが，ダウン症児では一般的に同時処理が優位であるとされています．日常の生活においても，音楽に合わせて身体を動かすといった行為は得意ですが，歌の音程はかなり不正確だったりします．こうした同時処理優位の特徴のため，ダウン症児は，周囲に適切な見本になる人がいる場合や刺激が豊かな状況では上手に帳尻を合わせた動きをとることができますが，実はその作業の手順や段取りはなんとなくわかっているだけで，独力でするようにいわれると困惑してしまうといった事態になりやすいのです．言語面でも，相互のやりとりを楽しむような面では比較的良好な発達を示すのに対して，特定の要求を伝達するような面の発達は遅れがちになる傾向がみられるのも，こうした認知的特徴と関係しているのかもしれません．作業を適切に分節化したり，行動の意味や目的などを適宜説明するなどの根気強い支援が求められてきます．

　記憶に関しては，一般に感覚記憶→短期記憶→長期記憶という一連の流れがモデル化されています．ダウン症児の場合，しばしば指摘されるのは短期記憶の弱さです．短期記憶は，眼前の問題解決に必要な情報を一時的に保持する機能です．長期記憶が図書館の書庫だとしたら，短期記憶は個々の利用者に提供されている閲覧テーブルの広さだと考えることができます（図1）．書庫にある情報がいかに膨大であろうとも，作業するスペースが小さければ作業効率は低下することになります．ダウン症児の場合，標準発達との比較はもちろん，ダウン症以外の知的障害の子どもの発達と比較しても，この短期記憶の容量が小さいとされています．もともと，日本語は発話内容についての判断が文末まで聞かなければできない構造をもっています．つまり，次々と提示

長期記憶のイメージ

短期記憶のイメージ

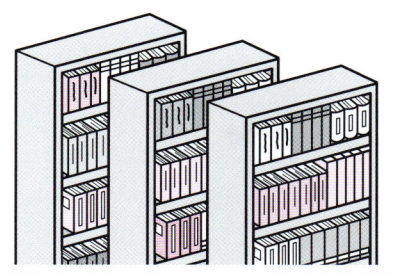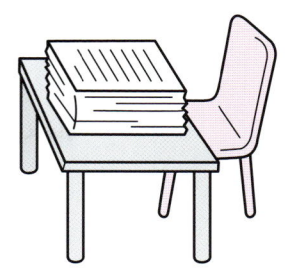

図1 長期記憶のイメージと短期記憶のイメージ

される情報を保持しておいて，最後に判断をくだすという処理が必要になります．ダウン症児の早期療育はすでに半世紀におよぶ歴史をもっていますが，長文を理解するという課題については早期療育を受けた群でもさほど顕著な効果を見出せないといわれるのも，こうした短期記憶の特徴のためだと考えられます．また，ダウン症児の記憶は，言語的な情報には弱く，視覚的な情報には比較的強いことも知られています．これは，同時処理－継次処理という認知処理様式の得手不得手とも関連していると考えられます．

　知的発達の遅れのために，抽象概念の把握などの言語発達にも遅れが生じることになり，個々の事例的な概念を上位概念で括って，樹状の概念階層を作ることについても遅れが生じます．こうした特徴は，体験をエピソード記憶（いつ，どこで，誰と，といった自分の体験を一連のまとまりとして保持している記憶）に留めてしまいやすく，意味記憶（辞書的な記憶）にすることに困難を抱えることにもつながります．

　ここまでの記述をイメージとして表現すると，ダウン症児は，狭い作業スペース（短期記憶の容量の小ささ）で巻物を読んでいるような（エピソード記憶による想起）体験をしているのです．このことが，一般に「頑固」とよばれるような行動特性につながっているのだと考えられます．ただし，短期記憶の容量は加齢と発達に伴って向上してくることも事実であり，適切な記憶方略を提供したり，概念を多角的にとらえられるように支援していく必要があります．

2　ダウン症のある子どもの性格と，彼らが体験する世界

　かつて「性格特性」といわれていたさまざまな行動傾向は，ダウン症の運動機能や認知機能の特徴で説明できることも多くあります．安易に「性格だから」と決めつけてしまうことは避けるべきだと思われます．ただし，「ダウン症の性格」に関して述べておきたいことが別にあります．

　ダウン症のある子どもはしばしば「頑張り屋」「愛嬌がある」「慎重でじっくり派」「優しくて世話好き」といった肯定的な評価を受けます．ところが，成人以降になると「頑固」「お調子者」「臆病・内弁慶」「おせっかい」といった否定的な評価に変わってしまうことも多くあります．これはよく考えてみると特徴としては同じであり，ただ周囲の評価の軸足が変化しただけであることに気づきます．幼少期から学童期にかけては肯定的に受け止められていた「性格」が，長ずるに従って否定的に評価されてしまう背景には，「年齢」という要因が大きく作用しています．その意味では，生活年齢を意識して，それ相応の対人スキルを指導していくことも重要でしょう．

　ダウン症のある人の平均寿命はすでに 60 歳に近づこうとしており，すでに「短命」という定説は崩壊しています．これだけの長い人生では，蓄積されるストレスへの配慮がきわめて重要になります．成人期の知的障害者に，心因性と考えられる精神症状がみられてくることはめずらしくありません．対人関係が比較的良好に発達し，他者の感情への気づきにも優れているダウン症のある人たちの体験世界を豊かに支えようと考えるならば，「知的障害者だから」といった思い込みや見下しを厳に廃して，当たり前の人間として尊重するという姿勢が何よりも肝要になると考えられます．

（玉井邦夫，玉井　浩）

2 ダウン症児・者への誤解・対人関係・問題点

POINT

❶ ダウン症児に対しての誤解を解くことから支援が始まる.

❷ 天使という表現は何を意味するのだろう. ダウン症の成人では, 嫉妬・ひがみ・独占欲・意地悪さも示す. ダウン症児・者は天使ではなく, きわめて人間的な存在である.

1 「天使」という形容詞

ダウン症児は, しばしば「天使」という形容詞で語られます. その大きな理由は, 彼らの示す高い模倣能力などによる「愛らしさ」にあると思われますが, アメリカの Edna Massimilla さんという女性が親の手記集に寄せた "Heaven's Very Special Child"(大江祐子氏による日本語訳『天国の特別な子供』)という詩の影響も大きいと思われます. 個人内差を考えた場合, 比較的対人性がよいというダウン症の特徴は, 保護者が障害受容を進めていくうえでかなり肯定的な要因になります. ただし, 一歩間違って「天使」という形容が「非人間的」といった意味にとらえられてしまうことは大きなリスクです. 成人期のダウン症者の生活実態がなかなか世に知られてこなかったこともあり, 幼児期から学童期前半(保護者が早期療育へのエネルギーに充ちていて, しかもその成果が如実に実感できる時期)までの「天使」的イメージのまま, 成人期の生活があると考えられてしまうと, 彼らが示すあまりにも「人間的」な言動に支援者が困惑するということもあります. 実際には, 嫉妬・ひがみ・独占欲・意地悪さといった「否定的」な特徴を, 成人期のダウン症のある人たちは示します. 「天使」どころかきわめて「人間的」なのです. 「天使」という形容は, 障害告知を受けてわが子に対し否定的な思いばかりを抱いてしまう保護者の認識を一変させる効用もありますが, それがその子・その人のもっている課題やニーズをみえなくさせてしまうようなことはあってはなりません.

2 告知の早さと問題点

ダウン症は, 知的障害のなかでは異例ともいえるほど早い段階で障害告知を受けます. 現在の医療水準であれば, おそらく9割以上のケースで, 生後1か月前後には確定診断を受けることになると思われます. これは多くの場合, 親子としての生活実感がほとんど獲得されていない時点で「障害児」というカテゴライズに遭遇することを意味します. 生後1か月の子に「知的障害がある」ということを実感できる保護者は少ないです. ところが, 告知する側にすれば, 自信をもって伝えられるのは染色体異常という生物学的な特性の領域であり, その子が今後どのような質の生活を送ることになるのかということはとても断言できるものではありません. 結果とし

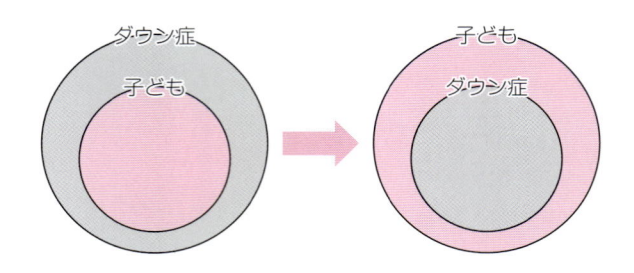

図1 ダウン症の子どもに対する認識の変化

て，多くの保護者が子育ての初期に「ダウン症」というカテゴライズに振り回されてしまうことになりがちです．「泣くのもダウン症だから，泣かないのもダウン症だから，眠ってしまうのもダウン症だから，寝付かないのもダウン症だから……」といった状態です．これもまた保護者の側に生じる大きな誤解というべき点です．「ダウン症」というカテゴリーに「子ども」が包含されてしまっている状態ですが，これを「子ども」というカテゴリーに「ダウン症」という特性が包含されているという認識に変えていくことが，受容の支援になります（図1）．

　告知については，出産という大事を成し遂げたばかりである母親に配慮するあまりに，両親同席の場ではなく父親と祖父母といった「周辺の人」にのみ告知をして，「あとはお母様によろしく」といった対応をしてしまいがちになります．父親がひとり煩悶して，どのようにわが子の「障害」を伝えたらいいのかと考えている間に，実は母親のほうは気づいていて「いつ言い出すのだろう」と思っていた，というケースも数多くあります．両親連合という，その後の子育てや家族機能にとってきわめて根幹的な構造を歪めかねないような告知は避けるべきであり，多少告知の遅れにつながろうとも，両親への均等な告知を前提にすべきです．

③ 「遺伝子疾患」と「遺伝」

　ダウン症は先天的染色体異常であることから，「遺伝子疾患」と記載されることも多くあります．専門家にとってはそれでまったく問題のない記載なのでしょうが，現状の社会的認識における「遺伝」ということばの理解は，せいぜい血液型とか耳垢の質といった水準ではないかと思われます．少なくとも「遺伝」ということばが「親の因果が子に報い」的なとらえられ方につながって，母親が責められるといった人間関係にならないよう十分な配慮が必要です．

　また，援助者の立場では，こうした自責的な保護者の思いを軽減したいという一心で，「事故みたいなものだから」「遺伝じゃないから」といったことばを軽々しく使ってしまうこともあります．ダウン症の類型として大半を占める21トリソミーは確かに染色体不分離という変異であり，世間的な理解としての「遺伝」ではありませんが，少数ながら転座型も含まれることを考えれば，まずは援助者が正確な知識にもとづいて保護者に接することが求められます．

4 「同じ顔」

　ダウン症への理解に乏しい人からしばしば聞くのが，「みんな"同じ顔"をしている」ということばです．これは，保護者に限らずダウン症児と複数かかわった経験のある人であれば苦笑せざるを得ないのですが，ある意味で現在の社会にはびこる偏見の象徴的な現れともいえると思われます．つまり，その子，その人の存在を「ダウン症」という特性で括ってしまうのです．今さらいうまでもありませんが，ダウン症児の容貌は，とどのつまり両親に似ています．ということは，一人ひとりまったく異なるのです．馬鹿馬鹿しいほど当たり前のことですが，こうした指摘を大切にすることが，「遺伝」ということばへの理解を肯定的なものに正していくことにもつながるのではないかと思われます．

5 出生前検査に関連して

　羊水検査，母体血清マーカー検査，超音波，NIPT（☛「出生前検査の現況」，p.24〜25参照）とダウン症を標的とした出生前検査が次々に登場しています．胎児の遺伝学的検査そのものを否定する気持ちは毛頭なく，検査を希望することも拒否することも個々人の権利です．ただし，検査を実施する医療者が，結果を伝える際に「残念ながら」と前置きして「陽性」を告げることには強烈な違和感を覚えます．この前置きが当たり前のこととして医療者に認識されているうちは，ダウン症に関する誤解は解けないのではないかとさえ思われます．

（玉井邦夫，玉井　浩）

3 対人的なかかわりへの消極性，指示を拒む，引きこもるなどの課題の理解

❶ 成人になり，頑固，新しい場面を嫌がる，指示を嫌がる，引きこもるという行動が現れることがあるが，その理由を理解しよう．

❷ これらの特徴は性格ではなく，言語理解やワーキングメモリ，実行機能の弱さがかかわっていることもある．認知という視点から見直してみよう．

1 言語理解の弱さ

たとえばおやつを食べる場面で，「トイレに行ってからおやつを食べます」との指示には"トイレに行く""おやつを食べる"の2つの要素が含まれています．聴覚的短期記憶やワーキングメモリが弱い子どもだと，指示の後半の部分だけを覚えていて，"おやつを食べる"と思っているのにトイレに連れて行かれたため，機嫌を損ねるといった行動になることがあります．同様のことは，幼児期・学童期の集団場面でたくさん起こります．保育所に通う5歳児（M児）の例です．保育士の「お道具箱からのりとはさみをもって来てください」との指示を聞いて，M児は「はい」と返事をし，道具箱の前に行き，隣の子どもがはさみをもっているのを見て，はさみをもち帰りました．保育士が，「のりは？　のりをもっておいで」と言うと，M児ははさみを投げ，怒り出しました．結局「はさみを投げてはいけない」と叱られたのです．これも，実は聴覚的短期記憶やワーキングメモリが弱いことと関係します．M児は，指示の最後の「もっておいで」は理解していたのですが，もってくる物については覚えられなかったのです．周りの様子を見て，はさみをもってきたときに，「のりは？」と言われ，失敗した，叱られたと思い，はさみを投げたのかもしれません．これが一度ならよいのですが，毎日自分が思っていたのと違うことを繰り返し経験すると，指示に従わない（従えない）という行動が形成されていきます．M児の事例は，このような言語理解の弱さから起こるトラブルを説明したものです（図1）.

2 前頭葉機能の弱さ

本書の「心身の特徴 3. 知的障害と実行機能」（p.5〜6）のなかで，ダウン症児・者の対人的なかかわりの消極性，指示を拒む，引きこもるといった問題は，言語理解力，短期記憶力を含むワーキングメモリや実行機能の弱さ，つまり前頭葉機能の弱さからくる問題としてとらえることができると述べています．

ワーキングメモリ（図2[1]）は，あることをしつつ，一方で違うことを（2つの作業を同時に）することとされ，①聴覚的ワーキングメモリ，②視覚的ワーキングメモリ，③エピソードバッファ

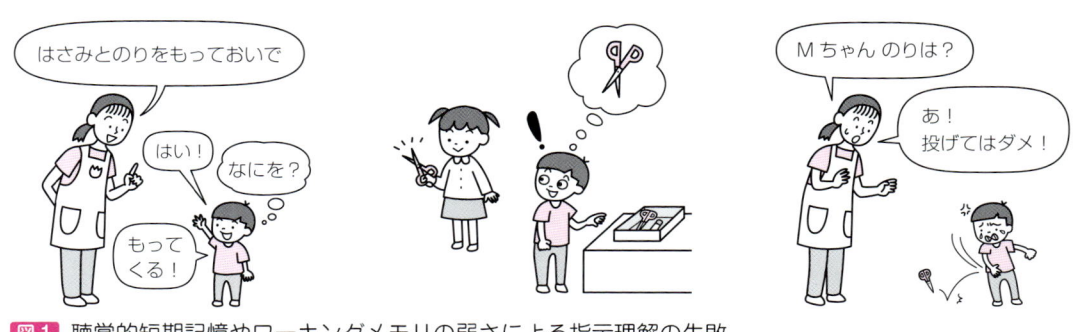

図1 聴覚的短期記憶やワーキングメモリの弱さによる指示理解の失敗

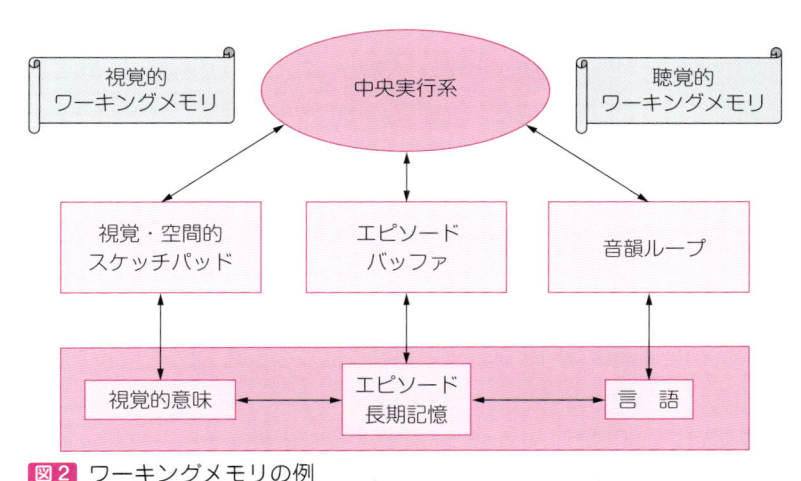

図2 ワーキングメモリの例
〔Baddeley A：The episodic buffer：a new component of working memory？ Trends Cogn Sci 4：417-423，2000 を改変〕

と④中央実行系からなっています．ワーキングメモリが弱いと，たとえば本を読みながら内容を理解することができない，着替えの途中に話しかけられるとしゃべりながら服を着ることができずに，途中で手が止まり服を着るのを忘れてしまう，などが起こります．事例5（☞「①ダウン症児への文字の習得の支援」，p.133〜137 参照）の文字指導で1文字は読めても，単語や文としては意味がわからないことなどは，これに該当します．

　また実行機能は，「目的をもった一連の行動を自立して有効に成し遂げるための機能」と定義されています．実行機能は①注意，②目的の明確化，③プランニング，④行為のモニタリングの4つからなっています．これらの機能が弱いと，いま何が起こっているのか，自分はどうすればよいのかがわからずにフリーズする，つまり消極的になることが考えられます．また，知らない人に対してどのようにふるまえばよいのかがわからず，知っている人とよりかかわろうとするため，対人関係も狭くなっていきます．ダウン症児・者にみられる頑固さはそもそも頑固というよりも，どうしたらよいのかわからない（目的の明確化ができない，プランニングができない）という体験の積み重ねから，動かないという行動を学んだ結果かもしれません．

3　青年期・成人期の精神・神経症状

　青年期・成人期のダウン症者では2つのタイプの精神・神経症状が見られることがあります．1つは10歳代後半〜20歳代前半の若年成人に見られる早期退行症状（急激退行，down syndrome regression disorder：DSRD）であり，もう1つは40歳頃から始まる早期の老化（アルツハイマー病型認知症）です．

① 若年成人に見られる早期退行症状（急激退行）

　認知症の始まる年齢ではない時期，すなわち学校を卒業し，作業所などに通うようになった時期に，会話・発語の減少，緊張病，抑うつ，不安，乏しい表情，睡眠障害，攻撃性，妄想，幻覚，食欲不振など日常生活能力の急激な低下を示すことがまれにあります．とくに，学生から社会に出るという，それまでと大きく環境が変わってしまった時期に，親しい人が亡くなったり，遠くに離れて行ったりするなど，周囲の変化の理由を理解できないことが重なることがあります．そういった環境の激変に適応できないといった強い精神的ストレスが引き金となり，発症するのではないかと考えられています（適応障害）．最近，免疫学的異常がベースにあって，その上に精神的ストレスが加わったときに，発症する可能性が示唆され始めました[2)3)]．

② 40歳頃から始まる早期の老化（アルツハイマー病型認知症）

　知的障害者の認知症有病率は一般高齢者より高く，ダウン症のある人はほかの知的障害者よりもさらに認知症になる割合が高いことがわかっています．ダウン症のある人では50歳代で30％以上，60歳代以上では50％以上の人に認知症が合併するとされています．

　いくつかの認知改善を目的とした薬剤も開発されつつあり，医療の進歩が期待されています．青年期に入り，このような特徴がみられるときには，ダウン症を専門としている医療機関に相談してみるとよいでしょう．

🔖 文献 ●

1) Baddeley A：The episodic buffer：a new component of working memory?．Trends Cogn Sci 4：417-423, 2000
2) Rosso M, et al.: Down Syndrome Disintegrative Disorder: A Clinical Regression Syndrome of Increasing Importance. Pediatrics 145: e20192939, 2020
3) Galbraith MD ,et al.: Multidimensional definition of the interferonopathy of Down syndrome and its response to JAK inhibition. Sci Adv 9：eadg6218, 2023

（水田めくみ , 里見恵子 , 玉井　浩）

4 ダウン症児の見る力と支援

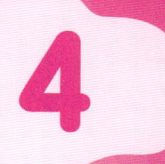

POINT

❶ はっきり物が見える状態を整える（視力）.
❷ 目からの情報を取り込むための基礎的な目の機能を整える（視機能）.
❸ 目からの情報を分析・理解する力を高める（視知覚・視覚認知）.

1 視力（細かいものを見分ける力）

　「視力」は，注意して見分けようとする対象物を，どれだけ細かく見分けられるかを表した数値です．一般的には，「Landolt（ランドルト）環」とよばれる一部が切れた円を使って視力を測定します．目に入ってきた光は，前の方から順に，角膜，眼房水，水晶体，硝子体といった透光体（眼球の光の通過する透明な部位）を通過して網膜という目の奥のスクリーンに到達します．網膜は光を感じ，その強さや色などの情報を視神経を通して脳に送り，おもに視覚野で最終的に形や動きを認識します．

　一般的には遠視より近視の割合が多いのですが，ダウン症児では近視より遠視の割合が多く，乱視も通常より多くみられ[1]，70〜90%の方で眼鏡が必要であるといわれています[2]．白内障をはじめ透光体の異常がみられることも多く，眼鏡の必要性も含め，眼の状態の定期的な検査が大切です．眼鏡が必要な場合，レンズの効果を得るためには，顔の大きさや形に合った適切な眼鏡フレームを選ぶことも大切です（**図1**）．安いからといって，大人用のフレームの流用は好ましくありません．顔に合った眼鏡調整が上手にできる眼鏡作製技能士（眼鏡作製の国家検定資格）がいる眼鏡店を探すこともポイントの一つです．

ダウン症児でみられる小さい鼻，低い鼻柱でもずれにくい鼻パット

激しい動きでもずれないように調整可能な，耳にあたる部分の形状と材質

耐久性に優れており，折れたり，曲がったりしにくい材質

フレーム全体に角がなく，自分または友だちを傷つけないデザイン

自分好みの眼鏡を選択できるカラーバリエーション（楽しく選び，眼鏡をかける意欲を引き出すことも大切です）

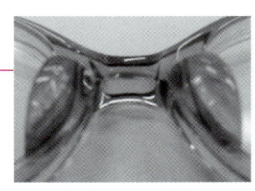
二段階の傾斜がついた鼻パット

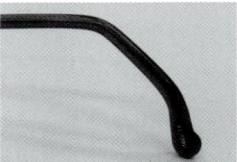
耳の付け根のラインに沿った二段曲げの形状

図1 眼鏡フレームを選ぶ際のポイント

2　視機能（目から情報を取り込むための目の働き）

　私たちの目には，視力以外にもさまざまな働きが備わっています．見ている情報をしっかり理解し，それにもとづいて体を動かしたり言語で表現したりするには，まず見ようとしている目標物に注意を向け，確実に視線でとらえる必要があります．また両目のチームワークを保ち（両眼視），ピントを合わせて（調節），物を見る活動を行っています．さらに，とらえた情報を脳に入力する情報伝達が行われます．この情報伝達を適切に行うために必要な基本的な目と脳の働きを視機能といいます．

　ダウン症児では，これらの目の働きに弱さが出る場合が多くみられます．代表的な視機能の問題を表1にまとめます．これらの状態がある場合には，適切な眼鏡矯正がより重要となり，手術で治療を行う場合もあります．視力は6歳くらいまでに発達していきます．定期的な眼科検査により，早期に問題を発見することが重要です．

表1 代表的な視機能の問題

斜　視	両眼の視線が見ている目標物に正しく向かわない，両眼視を適切に行えていない状態をいいます．外見上は片方の目が正しい方向を向いているのに，ほかの目が内側や外側，あるいは上下にずれている状態です．ダウン症児では，視線が内側にずれる内斜視が多いといわれています[1)2)]．
弱　視	目に何らかの問題があり，視力が使えない期間が長く続き，脳の見る機能が低下して，視力が出にくくなった状態をいいます[3)]．
眼　振	目の動きを調節する脳の機能に問題があり，自分の意思とは関係なく眼球がゆれて動く状態をいいます．ダウン症児では，眼振も多くみられます[2)]．
調節不全	近くのものを見る際にはその距離にピントを合わせる必要があり，このピント合わせが適切に行えない状態を調節不全といいます．ダウン症児では，眼疾患や老眼でなくても，調節不全の状態である場合が多く，近くを見るためにレンズの度数を調整したメガネや遠近両用メガネが必要な場合があります[4)]．

3　視知覚・視覚認知（目から取り込んだ情報を理解する働き）

　さまざまな目の機能を使うことによって見ている情報をとらえることができたら，その映像を分析することが必要です．この視覚情報の分析には，「重要な情報とそうでない背景的な情報に選り分け，重要な情報に注目する（視覚的注意）」「位置や距離などの空間的な情報をとらえる（空間認知）」「見た物が何なのかを理解するための形態的な情報ととらえる（形態認知）」などが含まれます．たとえば，文字を読んだり書いたりする際には，絵本などを見たときに絵だけではなく文字にも注目してその存在に気づく必要があります．さらに読み書きができるようになるためには，文字に含まれる点や線の長さ，太さ，傾き，位置関係をとらえることが必要です．

　ダウン症児では視知覚や視覚認知が育ちにくい場合があります．視知覚や視覚認知は物や情景をただ見ているだけで育っていくわけではありません．「目で見た距離感と，手を伸ばした距離感を対応させ，確認する」「目で見た部屋の広さや位置関係と，実際に移動して感じた広さや位置関係を対応させ，確認する」「目で見た物の質感と，手で持った際の筋肉や肌で感じた質感を対応させ，確認する」「大人が指さししている方向に注意を向け，そのときに大人が言ったことばをその見ている物と対応させて覚える」など，視知覚・視覚認知はほかの感覚機能や運動，言語と連

動して育っていきます．普段の生活や遊びのなかで，さまざまな感覚・運動や言語を使った遊び
や活動と連動させながら，意識的に見る活動を楽しく，効果的に取り入れることが大切です．

● 文献

1）Akinci A, et al. : Refractive errors and strabismus in children with Down syndrome : A controlled study. J Pediatr Ophthalmol Strabismus 46 : 83-86, 2009
2）富田　香, 他：ダウン症候群の小児304例の眼所見. 日眼会誌 117 : 749-760, 2013
3）Tsiaras WG, et al. : Amblyopia and Visual acuity in children with Down's syndrome. Br J Ophthalmol 83 : 1112-1114, 1999
4）Nandakumar K, et al. : Bifocals in children with Down syndrome(BiDS)-visual acuity, accommodation and early literacy skills. Acta Ophthalmol 88 : e196-204, 2010

（奥村智人）

5 ダウン症児の不器用さに対する見方と支援

POINT

1. ダウン症児が不器用といわれる背景には，感覚の取り込みの悪さ，知的発達の遅れ，姿勢と運動発達の遅れ，そして手の使い方などがさまざまに関連する.

2. そのためダウン症児に対する支援では，感覚への対応や姿勢と両手の使い方を実際の活動を通して考えていく必要がある.

1 ダウン症児が不器用といわれる背景

　療育の現場でダウン症児をみていると，粗大運動，巧緻動作，年齢に応じたさまざまな活動をぎこちなく行い，習得するのにより多くの時間を必要とする子どもがいることに気がつきます. それらを総じて不器用といわれますが，不器用にはどのような要因が背景にあるのでしょう.

ⓐ 感覚の取り込み，知的発達

　ダウン症児にはさまざまな合併症があり，視覚，聴覚だけでなく，触感覚刺激がうまく入りにくかったり，過敏性を示す子もいます. このように周囲の環境から感覚情報を安定して受け取りにくいことや，また知的発達の遅れをもち合わせることが，興味を偏ったものにしたり，狭めることになります.

ⓑ 低緊張による姿勢と運動機能

　ダウン症児は姿勢筋緊張が低い（低緊張）ため，乳幼児期では運動発達のなかでとれる姿勢が限られたり，姿勢保持が苦手であったり，また這う，歩くなどの移動になかなかつながりません. 人や周りの環境に興味をもっても，自分から動こうとしない，または自分のできる移動手段で動いても，目指すところにたどり着くとドスンと座り込む，寝転ぶなど楽な姿勢に落ち着いてしまう様子がみられます. このように姿勢保持や移動手段の獲得ができないと，興味や探索活動が広がりにくくなり，活動に対して受け身になったり，その時々に必要な粗大運動や巧緻動作の経験が不足し，その後の活動での不器用さにつながります.

ⓒ 座位や立位と両手の関係

　低筋張があるためダウン症児は，座る，あるいは立ちはじめのころは，支えている手を床から離すことにより多くの時間がかかります. 何とか姿勢保持しようと背中を丸く（円背，図1）したり，逆に背中を過度に反らせて対応します. どちらも体は安定しておらず，体を支えるために手を使います. 手を使って遊ぶとき，両手が使える場合には手にしたおもちゃを打ち合わせたり，

容器をもって中から物を出し入れできます．両手を使って遊べるようになることは，その後の活動に大きく影響します．一方，片手で体を支えるダウン症児は，残る片手だけで振り払う，つかんでは投げる遊び方になりやすく，両手で遊べるようになってからもこうした遊びがしばらく続き，さまざまな探索活動につながりにくくなります．

　また，発達の過程で，手足の使いやすいほう（利き手・利き足）が定まってきます．しかしダウン症児のなかには利き手が定まりにくく，スプーンや筆記具などを左右どちらの手でも持ったり，または極端に使いやすいほうの手ばかりを使い，反対の手が気がつくと机から落ちたままになっていたり，体を傾け窮屈そうに活動している場合があります（図2）．このような左右の使いやすさの違いが両手動作を阻害し，利き手を補助する反対の手がタイミングよく出ず，力加減や物の向きの調整ができません．

　このように**ⓐ**～**ⓒ**などの要因が関連し，ダウン症児にはさまざまな場面において不器用さがみられます．

2　不器用さに対する支援

ⓐ 感覚への対応

　ダウン症児では難聴や遠視，乱視，斜視などの合併が多く，早期から眼鏡や補聴器を使用する対応が多くなってきています．このような対応で，周りからの感覚情報をより安定した状況で得られるようになります．見え方，聴こえ方で気になることがあれば担当医に相談してみましょう．また，触感覚刺激に過敏で物に触れるのを嫌がる場合は，子どもが受け入れやすい部位や強さで色々な物に触れる機会をつくっていくことが大切です．苦手な感触の物を手で触れないときは道具を使って触り，馴れてきたところで少しずつ直接手で触れていくように促す方法もあります．

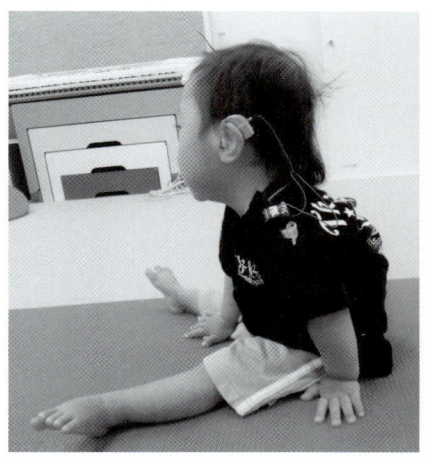

図1　円背

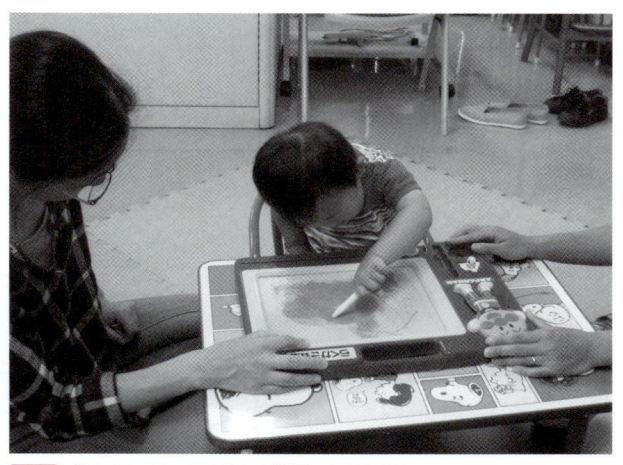

図2　使いやすい手だけで活動する様子
左手でお絵かきをしていますが，右手が机から落ち，両手が使えていません．

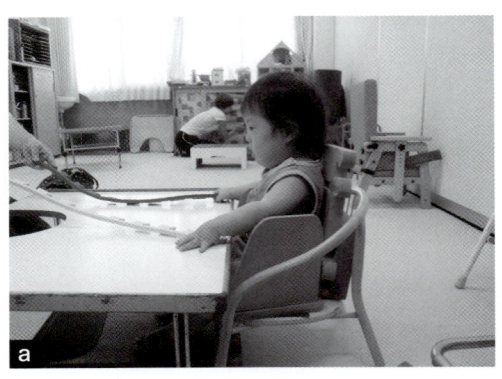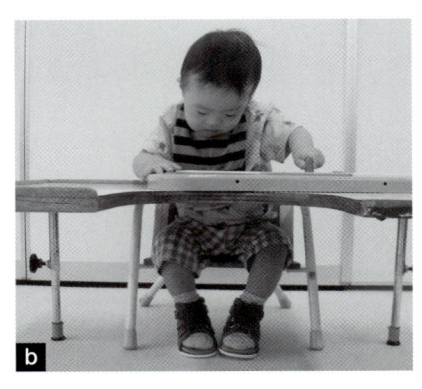

図3 座位姿勢の工夫
（a）円背に対して背と椅子の背もたれの間に固めの素材を入れたところ．（b）横の支えを加えた椅子．いずれも身体が安定し，両手で遊びやすくなります．

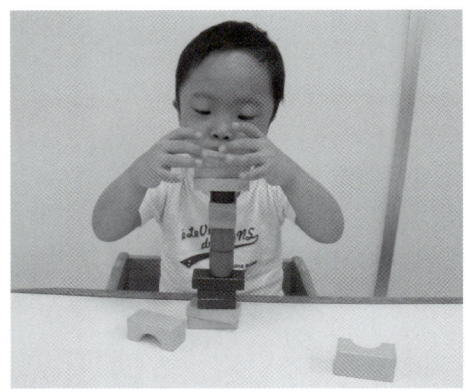

図4 両手を使って積木を積む
両手がタイミングよく出て，微妙な力加減が可能になっています．

ⓑ姿勢と両手の使い方

　姿勢と両手の使い方については，年齢，運動機能，知的発達などの状況が影響します．

　座位での活動の留意点として，円背はないか，逆に背中を反りすぎていないかをみます．円背が目立つ場合は，椅子の背もたれと背中の間に固めの素材を差し挟む方法があります（図3-a）．逆に背中を反らしている場合には，机とおなかの間にクッションをはさんで反りを緩める機会をつくります．左右への身体のもたれや手の出にくさについても，手の動きを邪魔しない程度に体を支える方法を検討し，両手が出やすくなるようにします（図3-b）．

　両手がタイミングよく前に出せることはさまざまな動作を成功させるために大切です．両手を使って積木を積む（図4）など，遊びや日常生活のさまざまな活動で両手を使う場面を増やし，その中で腕や手，指の間での力加減を楽しみながら操作ができるよう接していきます．

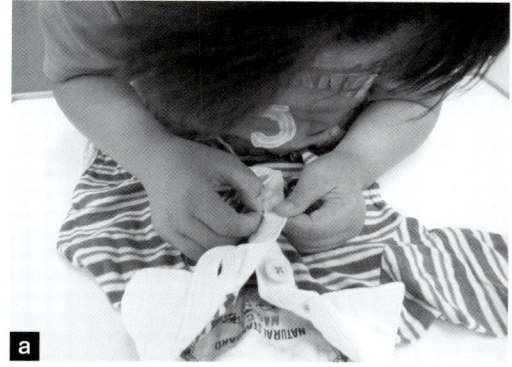
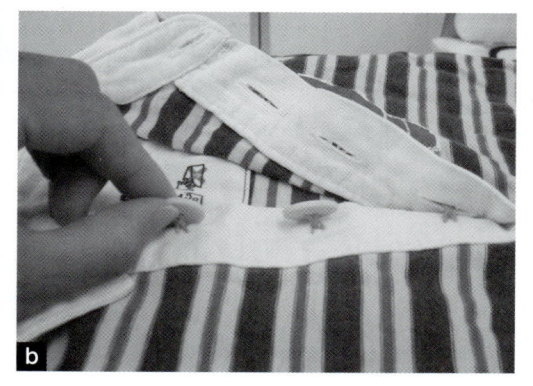
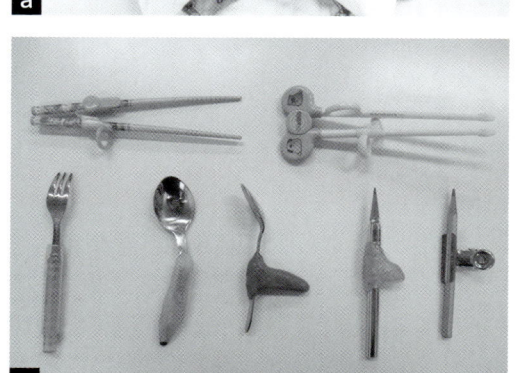

図5 実際に使用するものを工夫した例
（a）ボタンを通す練習．（b）ボタンを緩めに付け直し，つまみやすくした．（c）スプーンや箸，筆記具の工夫．
※市販のものは以下の通り．エジソンのお箸®（株式会社 ケイジェイシー），お箸サポート（株式会社 大創産業），おゆまる®（ヒノデワシ 株式会社）．

Ⓒ 実際の活動を通して

図5-a はボタンを通す練習をしているところです．この児はコインやボタンなどは上手につまめるのですが，衣服に付いているボタンは，つまんでもすぐに「できない」と訴えていました．衣服に付いているボタンはつまんで動かそうとすると，糸によって動きが制限されます．その制限が「できない」という訴えにつながっていました．図5-b のようにボタンを緩めに付け直し，つまんで動かしやすくすると，留めることができるようになりました．このように応用のききにくいダウン症児では，実際に日常生活で使用するものを工夫することで，より早く，確実にできるようになることがあります．図5-c は食事でのスプーンや箸，筆記具での工夫例です．わずかな工夫で活動がスムーズに行えるようになる場合があります．道具の工夫については，さまざまなスプーンや箸，筆記具など多くの便利なものが市販されていますので，身近な療育関係者と相談してより適したものを使用しましょう．それでも活動ができないときは手伝い，時には道具の工夫をし，根気よく見守ります．小さな「できた！」は大きな自信となり，次の「やってみよう！」につながります．

🌸 **参考文献** ••
・新田 収，他：小児・発達期の包括的アプローチ　PT・OT のための実践的リハビリテーション．文光堂，2013
・藤田弘子：ダウン症児の赤ちゃん体操　親子で楽しむふれあいケア．メディカ出版，2000
・藤田弘子，他：ダウン症児すこやかノート　成長発達の手引きと記録．メディカ出版，2006

（黒澤路子）

6 食べる・飲むを支える ─摂食機能訓練─

POINT

❶ よい姿勢を作ることが食べることの基本である.
❷ 食事のための道具選びも大切である.
❸ 「自分で食べる」力を育てよう.

1 はじめに

　離乳食を始めると，まずは「安全に」「栄養バランス」「たくさん食べる」等に重点を置きます．しかし同時に，「パクリとできているか（食べ物を取り込む）」「カミカミできているか（咀嚼）」「ゴックンできているか（嚥下）」等を観察していくことも大切です．また，離乳を進めていくと，中期から後期あたりで「次の食形態に上げたいが誤嚥が心配」という相談が大変増えます．このような場合，口腔機能と食形態を検討し，適切に子どもとかかわることが重要です（表1[1]）．ダウン症児の口腔機能の特徴として，全身の低緊張があり，筋の一つである舌の筋緊張も低く，口唇よりも外に出ている舌突出があります（図1）．また，口腔の大きさに比べて舌が比較的大きく，口腔内が狭いことも特徴です．これらの特徴が食べる・飲むに影響を与えます．しかし，口腔機能に

表1 離乳の進行と食形態の目安

離乳進行	初期（1回）	中期（2回）	後期（3回）	完了
月　齢	5〜6か月	7〜9か月	10〜12か月	13〜24か月
口の動き	舌の前後運動で飲み込みごっくん	あごと舌の上下運動でもぐもぐ	歯ぐきで噛みつぶしてかみかみ	乳歯と歯ぐきで噛んでつぶしてかちかち
調理形態	どろどろ状	舌でつぶせる	歯ぐきでつぶせる	かみつぶせる

〔藤田弘子，他：ダウン症児すこやかノート　成長発達の手引きと記録．メディカ出版，29，2006〕

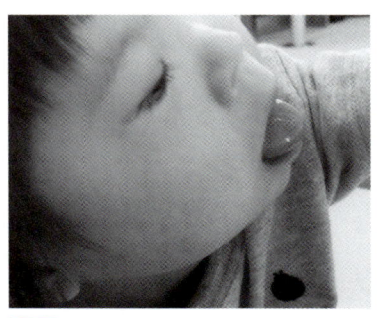

図1 舌突出

だけとらわれることなく子どもの様子を全体的にとらえ，次に述べるようなことを改善するだけでも，子どもたちは食事の場面でも力を発揮するようになります．

2 食べるためのよい姿勢をつくろう

　ダウン症児の特徴として，第一にあげられるのが低緊張です．そのため，食事のときにも座っていると姿勢が崩れ，動いてしまうことが多いようです．体幹がまだしっかりしていない子どもたちにとって「座りながら食べる」ということは，「座る」と「食べる」という大変な重労働を2つ行っていることになります．そこで，子どもがよい姿勢を取り食事に集中できるように，次の2点に注意してみましょう．

1) 背中の丸さに注意しましょう．抱っこにしても（図2）座っているにしても，背中の丸い状態（円背<small>えんぱい</small>）では，食べ物を取り込んで飲み込むには，子どもにとって困難な状態といえます．
2) 座位姿勢のときに足が広がりすぎていると，背中が丸くなってしまいます．前方に自然な形で足が来るように注意しましょう（図3）．椅子座位であれば，太ももと椅子の間にタオルなどを詰めてあげるのもよいでしょう．

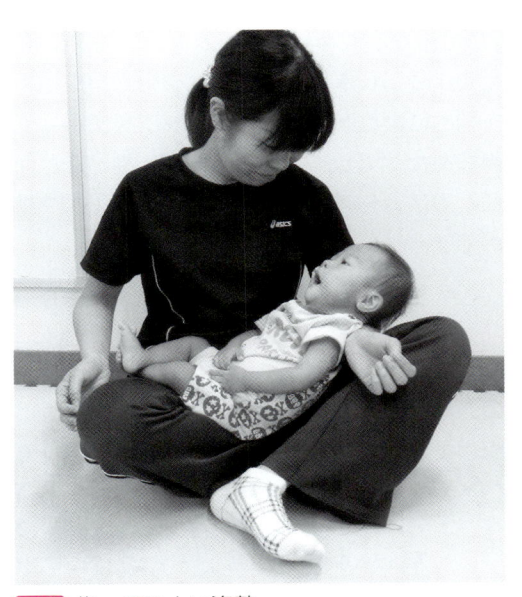

図2 抱っこのよい姿勢

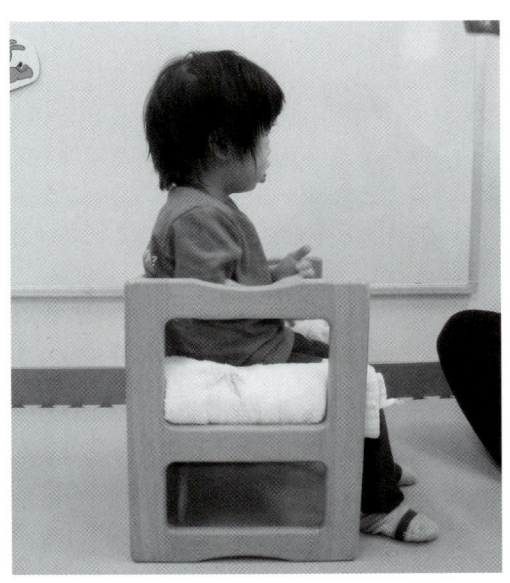

図3 椅子座位のよい姿勢

3 食事のための道具選びは大切

　姿勢の保持がうまくいけば，次に道具について検討しましょう．よくある相談の一つに，舌が邪魔をしてスプーンがうまく口に入りにくい，入っても食べ物がすぐに口から出てくるなどがあります．このようなときにはまず，今使っているスプーンを再検討してみましょう．

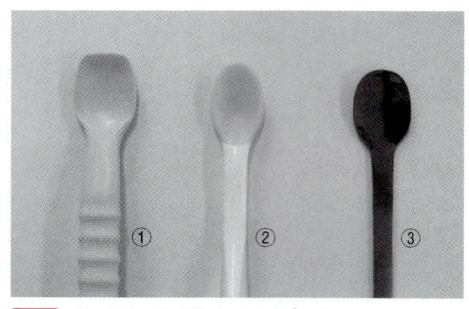

図4　食べやすい浅めのスプーン
①ソフトスプーン（三信化工　株式会社），②やわ
らか育児スプーン（株式会社　リッチェル），③障
害児摂食用スプーン（日本肢体不自由児協会）

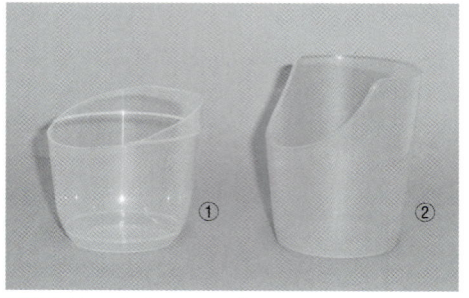

図5　飲みやすいコップ
①プリンカップを加工したもの（切り口には熱を
加えて口当たりをよくします），②ぷにゅっと
ぴったんコップ（株式会社 岡部洋食器製作所）

　深さのあるスプーンを使用していると，自分で食べるときや食べさせているときに前歯や上顎
に食べ物をこすりつけてしまいがちになり，食べ物を取り込むことやおしゃべりに必要な上唇の
動きを発達させていく妨げになります．図4に示したような，できるだけ浅いスプーンを選ぶと
よいでしょう．

　水分摂取については，「ごくごく飲めない」といった相談がよくあります．まずは大きめのス
プーンを使い，一口量を口へ注ぎ入れて，うまく飲めるようにしましょう．コップの練習を始め
るときは，図5に示したような，コップの縁の一部を斜めにカットした透明のコップを使用して
みましょう．コップでは，飲むときにコップの縁が鼻にあたってしまい，上手に飲めないことが
ありますが，カットされた透明のコップを使用することでスムーズに飲めます．図5の①はプリ
ンカップをカットして作ったもので，②は市販のものです．

4　「自分で食べる」力を育てましょう

　姿勢と道具が整えば，最後は介助法と子ども自身の力を再確認です．「自分で食べる」というと
スプーンを自分でもって一人で食べることをイメージしますが，その前段階として，介助されて
いても，スプーンの上にある食べ物に自ら近づいて食べ物を取り込むことも大切です．図6-a
のように，自律的に口唇を開けスプーンに口を近づけ，上唇を使い食べ物を取り込ませる動きを
引き出すために，食べ物をすぐに口に運ぶのではなく，口元の少し手前でスプーンを止めてみま
しょう．図6-b のように，子どもが食べ物を取り込もうと身体を前に少しでものり出せば，それ
は「自分で食べる」動きの始まりです．また，食べ物を直接触らせてみたり（触覚），匂いを嗅が
せてみたり（嗅覚），一緒に食べ物の入った器に触れて温度を感じてみるなどいろいろな感覚に働
きかけ，食べ物への関心や食べることへの意欲を高めましょう．そして，このような意識は，離
乳食を始めるころからもっておくとよいでしょう．

　また，もっともよくある相談として「噛まない」「丸飲み」があります．そのようなときには，ま
ず子どもの口腔機能と食形態が合っているのか再検討してみましょう．誤嚥を避けるために食物
を刻みすぎていることもあるので，噛むための食形態に変えてみましょう．それでも噛まないよ
うであれば，少し意識して噛む練習をしてみるのもよいでしょう．卵ボーロや赤ちゃんせんべい

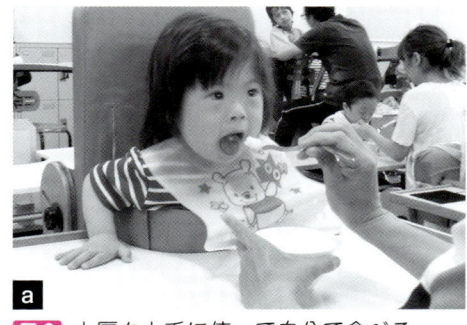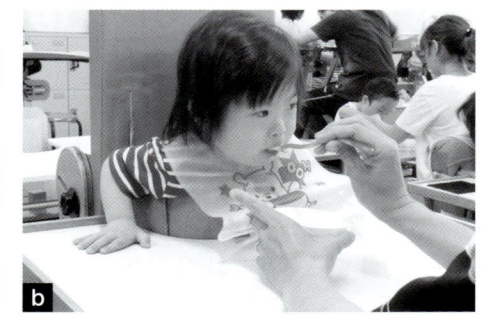

図6 上唇を上手に使って自分で食べる

など唾液と混ざり合うと溶けやすいものを使い，意識的に前歯や奥歯にのせて噛む経験をさせてみましょう.

5 おわりに

　食べることと話すことは，同じ口を使って行われます. 食べること，飲むことはそれぞれのトレーニングになると考えてかかわってみましょう.

　ダウン症児は噛まずに丸飲みしてしまうことが多いため満腹感が得られにくく，たくさん食べることになってしまいます. そして幼児期・学童期と年齢を重ねていくにつれ，過食や肥満に悩むことも多くなります. しかし，早くからよい姿勢でしっかり噛む習慣をつけておくことは，肥満や過食の予防につながります. 時間はかかりますが，日々の食事のなかで繰り返し練習していきましょう.

● 文献
 1）藤田弘子，他：ダウン症児すこやかノート　成長発達の手引きと記録. メディカ出版，29，2006

● 参考文献
 ・菅野　敦，他：ダウン症ハンドブック　改訂版　家庭や学校・施設で取り組む療育・教育・支援プログラム. 日本文化科学社，2013
 ・田角　勝：子どもの摂食嚥下リハビリテーション　トータルケアで理解する. 診断と治療社，2013

　　　　　　　　　　　　　　　　　　　　　　　　　　　　　　　　　　　　　　　（中川由紀子）

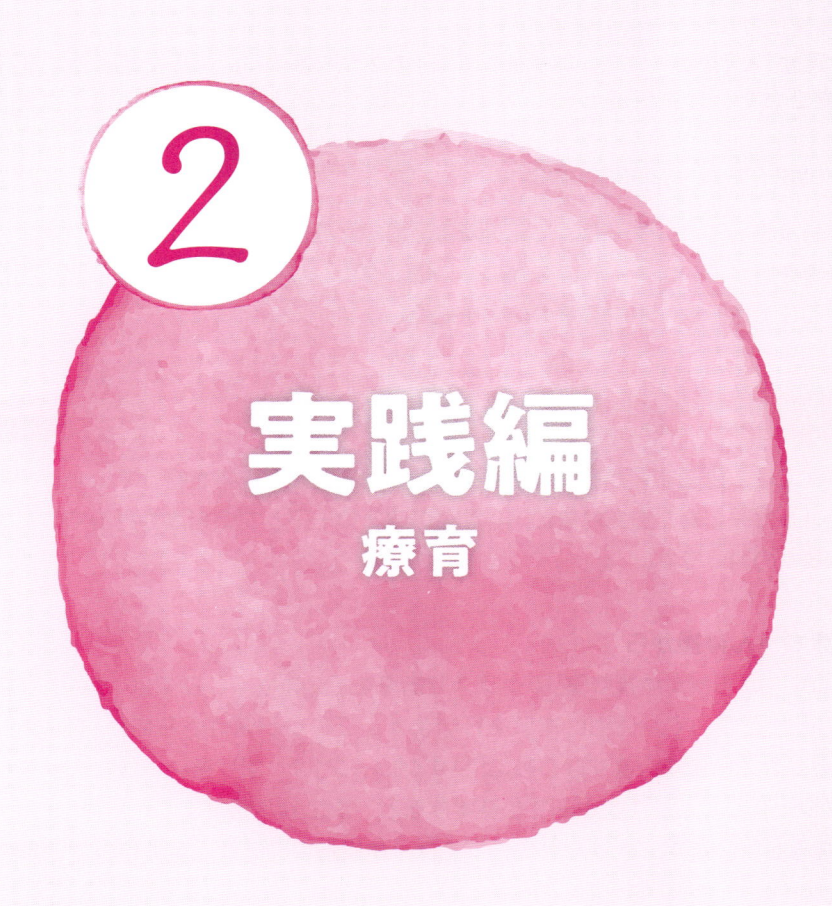

② 実践編
療育

1 大阪医科薬科大学LDセンター タンポポ教室の取り組み

POINT

❶ 年齢と発達に応じたクラスで指導を行う.

❷ 「姿勢・運動」と「言語・コミュニケーション」の2つを基礎に,指導を組み立てる.

❸ 言語聴覚士(ST),作業療法士(OT)などの専門職が就学までの発達を意識しながら指導を行う.

　大阪医科薬科大学 LD センターでは,発達障害児に対する言語・コミュニケーション・学習などの評価・指導を行っています.そのなかの一つに,ダウン症児のためのクラス「タンポポ教室」があります.ここでは,タンポポ教室の概要を紹介します.

1 タンポポ教室のクラス分け：就学までのステップ指導

　タンポポ教室では,生後すぐから就学までをおもな対象として指導を行っています.また,就学まで指導を行った子どもたちを対象に,小学生のフォローアップの指導も行っています.各クラスの概要は表1の通りです.

ⓐ始まりは赤ちゃん体操から

　まず乳児期は,「赤ちゃん体操教室」のクラスで指導を行います.ここでは,「ダウン症児の赤ちゃん体操」[1)]にもとづいて,個別に指導を行います.このクラスはさらに「りす」「きりん」「ぞう」の3つに分かれています.まずはじめに「りすグループ」は,ずり這い・つかまり立ち獲得を目標とするグループです.りすグループを卒業すると,次に独歩獲得までを目標にした「きりんグループ」で指導を行います.きりんグループでは,体操指導のほか,手の使い方の指導や摂食

表1 タンポポ教室のクラス概要

クラス名		対象年齢	指導時間	指導形態
赤ちゃん体操教室	りすグループ	～ずり這い・つかまり立ち獲得まで	月1回,30分	個別指導
	きりんグループ	～独歩獲得まで	月1回,30分	個別指導
	ぞうグループ	独歩獲得～2歳まで	月1回,30分	グループ指導
ことばとリズム		2～4歳	月2回,1時間	グループ指導
ことばと学び		4～6歳	月2回,1時間	グループ指導
ことばとやりとり		4～6歳	月2回,1時間	個別指導
フォローアップクラス		小学生	月1回,1時間	グループ指導

指導も行っています．また，保護者に対しても遊び方とコミュニケーションの指導を行い，家庭で実践できるよう援助します．

きりんグループを卒業した時点で2歳になっている場合は，「ことばとリズム」のクラスに進みます．比較的早く独歩を獲得し，きりんグループ卒業の時点で2歳に満たない場合は，「ぞうグループ」に進みます．ぞうグループでは体操指導で行ったいろいろな姿勢の取り方を定着させるよう指導しつつ，言語やコミュニケーションの基礎となる遊びの指導をします．

ⓑ ことばとリズム

独歩や姿勢変換などの基本的な運動能力を獲得し，赤ちゃん体操教室を卒業すると，「ことばとリズム」のクラスに進みます．ここでは，2～3歳児クラスと3～4歳児クラスに分けてグループ指導を行います．このクラスでは，体操指導で行ったいろいろな姿勢や体の動きを定着させるよう指導しながら，「呼びかける」「返事をする」「歌を歌う」「かけ声をかける」などの活動を取り入れ，発声を促していきます．また，椅子に座って机に向かい，パズルやシール貼り，運筆課題などに取り組むことで，小学校での学習に向けて机上学習の基礎を作っていきます．

ⓒ ことばと学び

2年間の「ことばとリズム」のクラスの次は，「ことばと学び」のクラスです．ここでも，4～5歳児と5～6歳児に分けて，グループ指導を行います．このクラスでも，発声・発語を促す活動をたくさん取り入れています．また，正しい姿勢を意識したかかわりも行います．

それに加えて，就学を控えた2年間となるため，「順番にもらう・渡す」「名前を呼ばれるまで待つ」といった，集団を見据えた活動も取り入れています．また，「1文字ずつ指さしながら読む（声を出す）」のような読みにつながる活動や，「枠の間に線を引く」「点と点をつないで線を引く」のような書字につながる運筆活動を取り入れ，学習の基礎となる力を育てています．

ⓓ ことばとやりとり

「ことばとリズム」「ことばと学び」のクラスは，どちらも5～6人のグループで指導を行っています．LDセンターでは保護者同席で指導を行っており，保護者の方にも子どもたちのモデルとなるよう一緒に活動していただくため，対人性のよいダウン症児にとって，指導者だけではなく保護者や友だちもよい学びの対象となります．しかし，ダウン症児のなかには，集団では緊張が高くなって十分に力を発揮しにくくなったり，対人性が弱く，人とのかかわりの楽しさがわかりにくかったりする子どももいます．

このような子どもの場合，まずは大人とのやりとりを通して人とのかかわりの楽しさを知らせる必要があります．そのため，「ことばとリズム」終了後，または「ことばとリズム」の途中からでも，やりとりを育てる個別の指導をご紹介することがあります．これが「ことばとやりとり」のクラスです．ことばとやりとりのクラスでは，「インリアル・アプローチ」[2]（☛「インリアル・アプローチとは」，p.96～104参照）にもとづいて，遊びながらやりとりの力を育て，人とかかわることの楽しさを知ることを目標に指導を行っています．

❷フォローアップクラス

　就学に伴って指導は終了となりますが，就学まで指導を行った子どもを対象に，小学生のフォローアップクラスを行っています．ここでは，言語レベルや対人性などを考慮して，タイプ別の異年齢のグループで指導を行っています．

　このクラスでも，発声・発語を促すということを基礎に置いていますが，制作活動やゲームなどを通してコミュニケーションの機会を設け，指導者や友だちとのやりとりを支えることを目標にしています．また，小学校で習得した読み書きの力を発揮する機会を設けるためにいろいろな学習課題に取り組んだり，自分で考えて作業を遂行する力をつけるために「はさみで切る」「シールを貼る」「できたプリントをファイルに綴じる」などに取り組んだりしています．

2　指導の目標

　タンポポ教室では，「姿勢・運動の発達を支える」「言語・コミュニケーションの発達を支える」という２つの視点を大きな目標としています．クラスごとにどちらかの視点を目標にするのではなく，図1のように，就学までの６年間で重点を置く目標を少しずつ変えながら，どちらの視点も意識して指導を行っています．また，就学後のフォローアップクラスでも，この６年間の流れを意識しながら指導を行っています．

　この２つの視点に重点を置いているのは，互いの能力を高めるのに必要な要素だからです．姿勢・運動を高めることは，言語・コミュニケーションに必要な「相手を見る」「周囲の様子を見る」「物のやりとりをする」などを行ううえで，とても大切です．また，言語・コミュニケーションを高めることで，「友だちと同じことをしたい」「一緒に遊びたい」「もっと長く遊びたい」という意欲を高め，いろいろな姿勢・運動の向上に影響します．

　そのため，「ことばとリズム」以降のグループ指導では，この２つの視点を踏まえた以下の４つの目標を意識して指導を行っています．

　＊粗大運動の力を伸ばす

　＊見る，聞く，模倣する，伝えるなど，ことばの発達を促す

　＊先生や仲間への興味を促し，集団参加の基礎を育てる

　＊手指の動きなどの微細運動を育て集中して取り組む姿勢を育てる

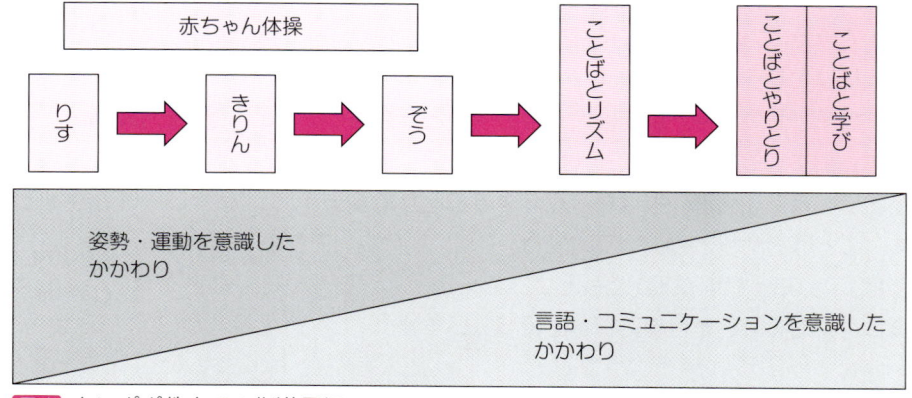

図1 タンポポ教室での指導目標

表2 指導者の構成と担当の例（██ が担当クラス）

	赤ちゃん体操教室			ことばと リズム	ことばと 学び	ことばと やりとり	フォロー アップ
	りす	きりん	ぞう				
医師（2名）	██	██	██				
体操指導員（3名）	██	██	██				
OT		██					
ST①	██						
ST②	██	██	██	██			
ST③（2名）				██	██	██	██
ST④						██	██

作業療法士：OT　　言語聴覚士：ST

これらの要素は，就学後の学習姿勢の保持や勉強するうえでのやりとり，就労後に必要な長時間の労働姿勢の保持や指示を聞いたり質問したりする能力につながるのです．

3 専門職によるチームアプローチ

タンポポ教室では，複数の専門職スタッフがダウン症児の発達を支えています．とくに発達の初期段階である「赤ちゃん体操教室」の時期には，赤ちゃん体操の資格を持つ体操指導員，手先の使い方について指導や助言を行う OT，摂食指導と言語・コミュニケーションに関する助言を行う ST がかかわります．また，この時期は赤ちゃんの体調が不安定だったり合併症に対する保護者の不安が大きかったりするため，小児科医も指導に参加して，保護者の不安を受け止めながら助言を行っています．

「ことばとリズム」以降の指導は ST が中心となりますが，赤ちゃん体操教室で指導を行っていた ST が，「ことばとリズム」以降も指導を行っています．そのため，赤ちゃん体操で練習した体操や姿勢を指導に取り入れ，「姿勢・運動の発達を支える」という視点をもちながら言語・コミュニケーションの指導を行うことができます．

6年間を見据えた指導を行っているため，指導者は複数のクラスにまたがって担当します（表2）．それまで行ってきた指導を踏まえて次のステップの指導を考えられるよう，指導者を配置しています．

❀ 文献
1）藤田弘子：ダウン症児の赤ちゃん体操．メディカ出版，2000
2）竹田契一，里見恵子（編）：インリアル・アプローチ．日本文化科学社，1994

（栗本奈緒子）

発達のための基礎

❶ 骨盤を安定させ足底を床につけることで，椅子座位を安定させる．
❷ 生活のなかで「見る」ことを意識させる．

　姿勢保持や移動手段を獲得させるためには，子どもがしっかりと人や物を「見て」，意欲を高めることが大切です．また，椅子座位が安定してとれることは，摂食や製作活動，就学後の机上学習をしやすくするための基礎となる力です．ここでは，発達段階やかかわり方の場面に分けて，「見る力」を育てる手立てを紹介します．さらに，集団遊びのなかで椅子座位を安定させる工夫例を示します．

1 見る力を育てる─子どもの視線を意識してかかわることの大切さ─

　ダウン症児は，反応の弱い赤ちゃんが多く，その原因の一つに注視の弱さがあげられます．ダウン症児は，相手の視線を自動的に追いかけてしまう「追随注視」の未熟さから，アイコンタクト（他者と視線を合わせること）や共同注視（他者と同じものを見ること）が成立しにくい特徴があります．また，難聴や眼疾患（屈折異常，斜視，眼振など）を合併することも多く，姿勢運動発達や言語獲得を支えるためには，大人が子どもの視線の意味を意識してかかわることが大切になってきます．

　次に，発達段階やかかわり方の場面に分けて「見る力」を育てる手立てを紹介します．

2 生活のなかで「見る」ことを意識させる

ⓐ 定頸（首のすわり）以前

　定頸の前には，子どもがしっかりと目的をもって対象物を見ること（注視すること）で頸部の筋肉が緊張し，首のすわりを促します．かかわる大人が赤ちゃんと向かい合い，大人から赤ちゃんの視線に合わせるようにします．

ⓑ 定頸以後

　定頸のあとは，子どもを外向きに抱っこして子どもと大人が同じものを見るチャンスをつくり，生活の様子や物に気づかせます．たとえば，家の中を外向き抱っこで歩きながら，部屋の物の名前を言いましょう．「電話もしもし」というようにことばかけをするのもよいでしょう．そう

表1 効果的な赤ちゃん体操指導をするポイント

- 赤ちゃんが見て理解できるまでの時間を待つ（かかわる大人は，子どもの様子をよく見る）
- 赤ちゃんが視線を合わせやすい位置に大人が入っていく（かかわる大人が子どもの視線に合わせ，子どもの注意や関心をよく観察する）
- 子どもの視線の中に興味あるものを入れる（かかわる大人は，子どもの興味や関心をよく理解する）
- 赤ちゃんの注意を引く声のトーンで声かけをする（かかわる大人は，ことばの周辺要素をうまく使う）
- 歌などで体操の始まりと終わりを意識させる（かかわる大人はフォーマットを意識したかかわりをする）

することで周りの物にも関心をもたせることができ，ことばの理解につながります．また，興味をもって対象物を見ることで，背中が伸びて体幹や頸部を保持する力がつきます．

ⓒ赤ちゃん体操を通して

　体操の始まりは，大人のことばかけや歌で赤ちゃんの注意を引き，子どもが大人や物に視線を向けるようにします．赤ちゃんは興味のあるものを注視したり，かかわる人に気づくことができます．注視できることで，抗重力姿勢を保持でき，次の運動発達ステップへとつながります．さらに抗重力姿勢を保持できることが「見る力」や「わかる力」を育てます．かかわる大人を意識することで，赤ちゃん体操が子どもにとって大人との楽しいやりとり遊びになります．

　赤ちゃん体操をより効果的に行うためのポイントを**表1**のようにまとめました．これには，インリアル・アプローチの大人の基本姿勢（👉「インリアル・アプローチとは」，p.96〜104 参照）やことばの周辺要素などが取り入れられています．

ⓓ小集団遊びのなかで

　集団遊びのなかで自分の名前を呼ばれて返事をすることは，子どもにとってうれしいことです．しかし，はじめのうちは自分の名前が呼ばれたら返事をするというルールがわからず，友だちの名前が呼ばれても返事をしてしまいます．自分の順番で名前を呼ばれたときに，きちんと返事ができるようになるためには，子ども自身の写真を見せながら名前を呼びます．写真を指さして，その次に子どもを指さしながら名前を呼ぶと，子どもは写真を見て名前を呼ばれることがわかり，タイミングよく手をあげたり，返事することができるようになります．このように見ることや見てわかる環境はとても大切です（👉「小集団で遊びを支える：ことばとリズム（2〜4歳）」，p.64〜68 参照）．

　「見る力」を育てるためには，人や物に注意を向けることが大切で，それを見てわかる，そして理解することにつながります．「見る」ことは，さまざまな学びを支える基本的な行動です．見ることができるようになると，活動に参加しやすくなり，また次の活動を予測できるようにもなります．その結果，今している遊びを楽しむことや，遊びを覚えることになります．

3　椅子座位の獲得と注意，見る，聞く，遊び，学習

　発達の基礎としての「見る力」を育てるためには，姿勢の保持が重要になります．姿勢の保持のなかでも椅子座位が安定してとれることは，摂食や製作活動，就学後の机上学習がしやすくなることにつながります．

独歩が完成すると，次のステップは集団遊びへの参加です．しかし，椅子座位の完成度や保持力に個人差があると，椅子座位からの姿勢変換，姿勢調整（バランスが崩れた状態から元に戻すこと）の力に差が生じます．そこで，集団遊びの場面でよくみられる椅子座位における姿勢の問題点を取り上げ，支援方法を述べます．椅子座位を安定させるには，大人が子どもの骨盤を支えたり，サポートクッションなどの補助具を使うなどの方法があります．また楽しい遊びを工夫し，子どもの意欲を高めることで，よりよい姿勢を保持できる時間を延ばすことができます．

ⓐ 集団遊びを椅子座位獲得で比較する

座位の違いによる遊びへの影響を3場面から比較します．座位は，①大人の膝，②子ども用の椅子（保育所の椅子），③家庭用のテーブル椅子の3場面です．

①大人の膝に座る

大人の膝に座る（椅子座位）場面（図1）では，子どもは体幹が不安定なため，大人にもたれかかってしまったり，首を傾けていることが多くなります．また，子どもの膝が伸びるために足底をしっかり床につけられず，さらに体幹が不安定になります．このような姿勢では，しっかりと「見る」ことができず，手遊びなどで先生の動作模倣ができません．子どもの骨盤を支え介助することによって，安定した姿勢を保持することができます．

②子ども用の椅子（保育所の椅子）

保育所・幼稚園の子ども用の椅子（図2-a）では，座面の奥行きや幅が広いと姿勢が安定せず，また，高さが合わないと足底全体を床につけられません．そのため遊びの途中で片足をあげたり，椅子から滑り落ちるように座ったり，椅子から離れて動いてしまいます．姿勢が安定しないために，しっかり見ることができず，結果として遊びの内容や流れが理解できません．また，遊びに見通しをもつことができず，活動の面白さを経験できません．

このような場面では，大人による骨盤の保持やサポートクッションの使用が有効です．サポートクッションを用いることで，足底に体重がかかり姿勢が安定します（図2-b）．

③家庭用のテーブル椅子

テーブル椅子でも子ども椅子と同様に，足を上げると姿勢は不安定になります（図3）が，テーブル椅子の場合でもサポートクッションが有効です．

ⓑ 姿勢の保持と姿勢変換に必要な筋肉群を強化する遊びの工夫

姿勢の保持と姿勢変換に必要な筋肉群を強化する遊びには，図4のように，大型積木の上を歩く（全身のバランス力を強化），ぶら下がる（肩関節周囲筋），しゃがむ（下肢の筋肉・足関節周囲筋），お馬さん遊び・階段を高這いで上る（肩関節周囲筋・骨盤周囲筋），などの動きのある遊びが考えられます．

次に，椅子に座り身体をひねる，手を上に伸ばすなどの動作ができるチャンスを遊びのなかに取り入れます（図5）．たとえば，シールを受け取るときにも，子どもが手を伸ばして取るような位置にシールを置きます．椅子座位を保持する筋肉群を意識して，遊びや生活のなかで子どもに使わせていくことが大切です．

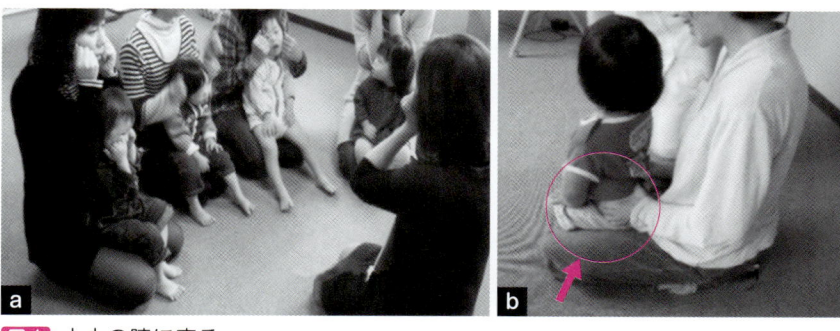

図1 大人の膝に座る
（a)指導開始当初，（b)骨盤を支え介助する様子

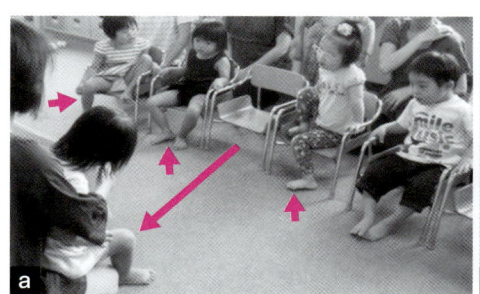 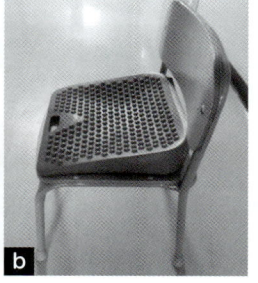 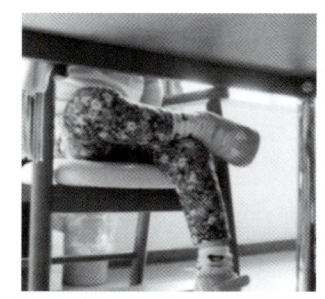

図2 子ども用の椅子
（a)姿勢が安定しにくい状態，（b)サポートクッション

図3 足を上げる

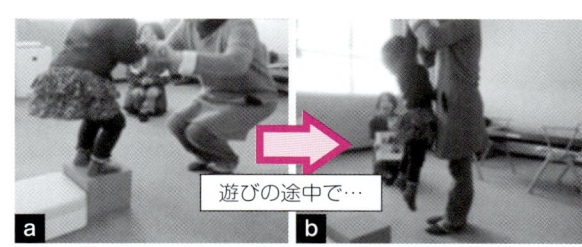 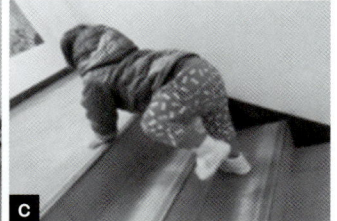

遊びの途中で…

図4 筋肉群を強化する遊びの工夫
（a)しゃがむ，（b)ぶら下がる，（c)階段で高這い

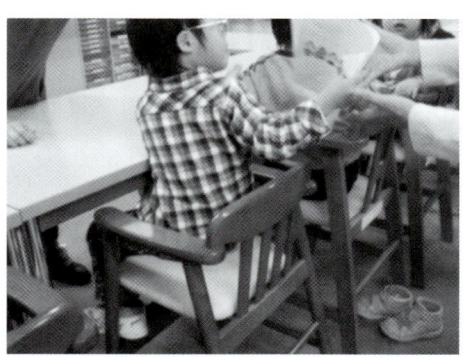

図5 お母さんにプリントを渡しながら身体をひねる

（中島順子，玉井るか）

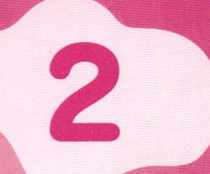

2 初期の発達を支える： 赤ちゃん体操教室

POINT

❶ 姿勢を保持する力と移動手段の獲得を目指す．
❷ 姿勢を安定させ，両手を協調的に使えるようにする．
❸ 自分で食べる力を育てる．
❹ やりとりの楽しさを教える．

1 はじめに

　歩行獲得を目標に，姿勢・運動発達を支えるために赤ちゃん体操を行います．また，椅子座位での姿勢や食事のための道具に気をつけることで，赤ちゃんが自分で食べる力を育てます．この時期は運動発達の促進と並行して，言語・コミュニケーションの基礎づくりのときでもあります．大人が赤ちゃんの視線や発声，行動を見逃さず反応することで，赤ちゃんは大人が反応してくれる存在であることに気づき，信頼関係が育ちます．その信頼関係は，のちの言語・コミュニケーションの意欲につながります．

a 指導の形態

　赤ちゃん体操教室は，体操指導を担当する医師と赤ちゃん体操指導員，摂食指導を行う言語聴覚士（ST），手の使い方の指導を行う作業療法士（OT）が担当します．それぞれ個別に指導を行いますが，情報を共有し連携しています．また，指導の前後に保護者が待機する待合室では，言語・コミュニケーションの指導を専門とするSTが，やりとりや遊び方についてのアドバイスを行います．

b 指導の内容

　体操指導は，「ダウン症児の赤ちゃん体操」[1)]にもとづいて行っていますが，タンポポ教室（👉「大阪医科薬科大学LDセンター タンポポ教室の取り組み」，p.48〜51参照）では，ダウン症児の姿勢や運動発達の特徴をふまえ，将来の言語・コミュニケーション，集団参加，余暇活動，就労などに必要な能力も意識しながら，体操指導を行っています．また，コミュニケーションについてのアドバイスは，次の「ことばとリズム」のクラスにもつながっています．
　次項では，体操指導とコミュニケーションについて，赤ちゃん体操教室で意識しているポイントをご紹介します．

2 体操指導

ⓐ ダウン症児の姿勢・運動発達の特徴

ダウン症児の姿勢・運動発達の特徴は，筋肉の緊張の低さや関節を支える靭帯・関節包などの軟部組織の緊張の低さから，重力に抗して姿勢が保持できず（図1），その結果，姿勢変換（寝返り，腹臥位⇔座位，椅子座位⇔立位）や移動手段（ずり這い，ハイハイ，伝い歩き，歩行）の獲得が遅れることです．

姿勢保持が持続しないことは，注意集中の途切れやすさとなり，課題へ取り組む意欲を低下させます．また，集団活動への参加の難しさにもつながっていきます．

赤ちゃん体操を早期から行うことで，子どもの姿勢を保持する時間が長くなり，集中して見る力や興味ある対象に向かって自ら移動したいという意欲が育ちます．それは，知的発達を促すとともに，さまざまな活動に参加したり余暇を楽しんだりするための力となります．

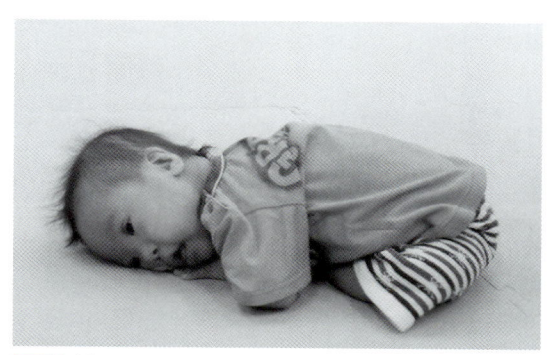

図1 低緊張による2つ折れ座位

ⓑ 赤ちゃん体操のポイント

赤ちゃん体操を実施するときに介助者は，次の3つのポイントを意識しながら行います．

①正中位を作る（姿勢の左右対称性）

②肩甲骨・骨盤を安定させる

③支持点に向かって筋肉が収縮するように荷重（体重）を加える

①正中位を作る（姿勢の左右対称性）

正中位を作るとは，体軸つまり頭部・体幹・骨盤を一本の柱として，頭の向きや手足の位置によって左右対称な姿勢を作ることです．ダウン症児は，仰向けの姿勢でいるときは，股関節は左右に大きく開き（股関節開排位），膝の外側が床につき，両腕は持ち上げず横に開いていることが多いです．そのため，自分から体の真ん中（正中線）で左右の手足を合わせて遊ぶことがありません．また，うつぶせ姿勢では，股関節を左右に大きく開いて，胸やお腹をつけたままの姿勢が長く続きます．

赤ちゃん体操では，仰向けで赤ちゃんが手足を体の中央にもってくるようにおもちゃで誘導します．子ども自身で上肢を挙上することが難しいときは，介助者が肩周辺を支え，上肢の挙上を助けます（図2）．うつ伏せでは，胸やお腹の下にタオルなどを入れ，上肢と膝で体重を支える姿勢を取らせます（図3）．体軸が一本の柱に整ったあと，左右に体重移動ができるようになれば，

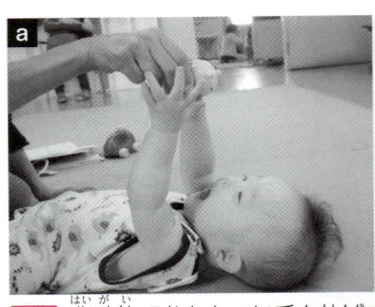 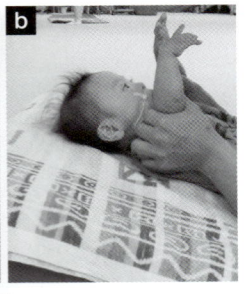

図2 背臥位でおもちゃに手を伸ばす
（a）おもちゃで上肢の挙上を誘導する．（b）肩周辺を支え，上肢の挙上を介助する．

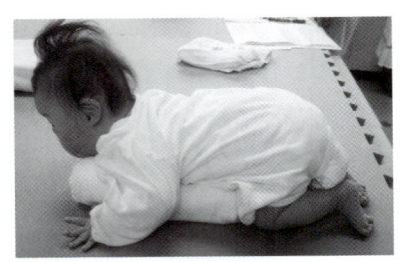

図3 体軸を1本の柱とする
肩や体幹の安定性，支持性を高め，それを基盤に頭部の挙上を促し，手足の動きを活発にする．

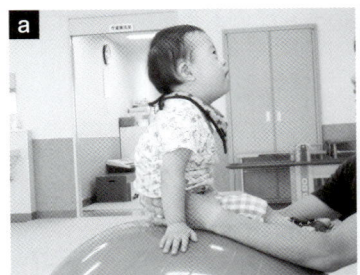 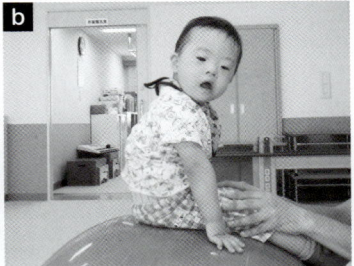 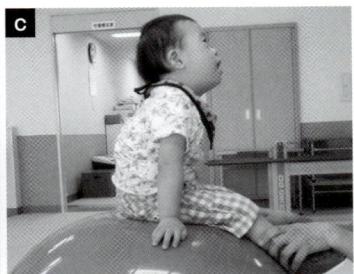

図4 バランスボール上での座位
骨盤周囲筋群の安定性のレベルによって支える部位を変える．
（a）骨盤を支える．（b）大腿を支える．（c）下腿を支える．

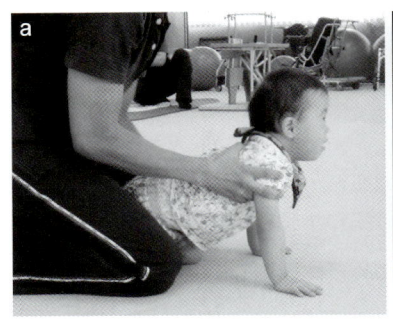 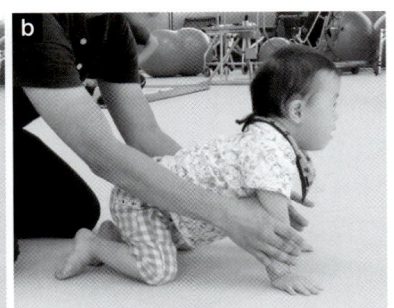

図5 手掌支持
肩周囲筋の安定性のレベルによって介助部位を変える．
（a）肩甲骨を支える．（b）肘を支える．

腕（上肢）や脚（下肢）を体幹から分離して自由に動かせるようになります．

②肩甲骨・骨盤を安定させる

　次のポイントは，肩甲骨と骨盤を安定させ，姿勢を保持することです．肩甲骨は頸部と上肢を動かしたり，支えたりする要であり，骨盤は体幹を支える土台です．介助する部位は，子どもの発達レベルに伴い変わっていきます．下部体幹であれば，骨盤→大腿→下腿へと移行していき，上部体幹であれば，肩甲骨→肘へと介助部位が移行します（図4，図5）．

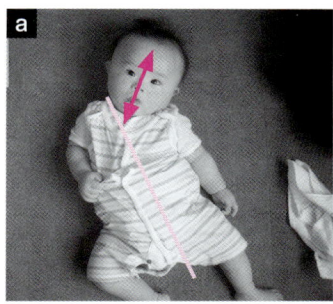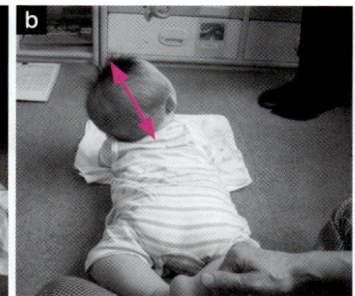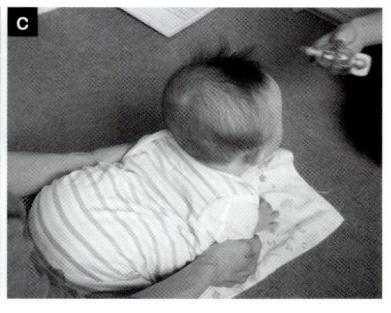

図6 体軸を整える
（a）仰向けでの頭部の左側屈．（b）うつ伏せでの頭部左側屈．（c）体軸を整えると，180°の追視ができるようになった．

③支持点に向かって筋肉が収縮するように荷重（体重）を加える

　3つ目のポイントは，発達レベルに応じた支持点に向かって荷重（体重）をかけることです．うつ伏せでは，上肢の支持点は前腕→肘→手掌の順に変化していきます．

　椅子座位が保てるようになると骨盤と足部が支持点となり，ハイハイでは膝と手掌，膝立ちでは膝，立位では足部が支持点となります．

● ダウン症児の姿勢・運動発達上の問題点

①首の傾き

　首の傾きとは，首が左右あるいは前後に傾いたり，回旋している状態を指します．

　体軸を一本の柱とし，しっかりと追視をさせることで，頭部の筋肉が強化され，傾きが改善されます（図6）．座位においても，肩甲骨を安定させ，骨盤にかかる荷重の左右対称性を意識して姿勢を保つことが大切です．ただし，視力，聴力の左右差，環軸椎の亜脱臼など，医療的な問題をチェックすることも必要です．

②円背（脊柱後弯）

　背中が丸くなると換気が悪くなり，気管支炎や肺炎時の喀痰がうまく出せず，回復に時間がかかります．腹臥位を十分させたり，腹筋・背筋をバランスよく収縮させながら，上体を反らせたり，まねっこ遊びで両腕を挙上させ胸を張るように誘導します．

③シャフリング

　腹臥位を嫌がる子どもでは，ハイハイを獲得する前に，床座位のまま移動することがあります（シャフリング）．その場合，腰椎後弯による円背を示します．また逆に，背中を過度に反らせて体幹を安定させようとする場合には，座位から腹臥位への体位変換を嫌がります．

　ハイハイをするときは，左右に手足が交互に出る（交互性），右手が出るときに左足が出る，左手が出るときに右足が出る（交差性）という協調した体のなめらかな動きが必要です．シャフリングでは，目的に向かって自動的に協調した手足の運動（ロコモーション）が経験できません．さらに，床座位のまま移動すると，手を床について身体を支える経験をしないため，手掌のアーチ形成が不十分になり，手先の不器用さにつながります．

　対処法は，できるだけ早期に椅子座位や立位姿勢を取らせ，立ったり座ったり，膝を屈伸（スクワット）することで，膝や足首の筋肉を強化します．シャフリングを始めた子どもをハイハイ姿勢に戻すことは，子どもの視点を下げることになり，子どもの知的要求の面からも難しいで

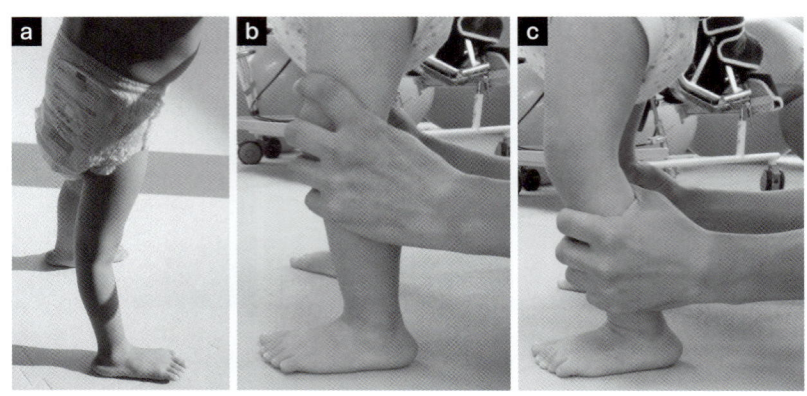

図7 反張膝とその膝の過伸をゆるめる介助の方法
（a）反張膝．（b）膝を持つ方法．（c）下腿を持つ方法．

す．見立て遊びができるようになれば，遊びのなかでくまさんごっこ（ハイハイ）やお馬さんごっこ（高這い）をさせ，手を床につくチャンスをつくっていきます．

④反張膝

反張膝（はんちょうしつ）とは，足関節を支える筋肉や靭帯などの緊張の低さから，膝を突っ張って固定し（過伸展），股関節でバランスをとって立っている状態です．

反張膝では膝をロックした状態なので，容易には歩行につながりません．また，歩き始めても膝を伸ばしたまま脚をコンパスのように回した歩き方になり，階段の昇降時，特に降りるときに体重を支持する足の膝を曲げることができません．

対処法は，立位時に介助者が子どもの膝または下腿をもって膝の過伸展を緩め，足首にしわができるように足部を背屈にします（図7）．ハイカット靴を履かせ，足関節を固定することも有効です．反張膝が強い子どもには短下肢装具が処方されます．

⑤外反扁平足

外反扁平足（がいはんへんぺいそく）とは，立位時に体重がかかることで，土踏まずがつぶれ，後ろからみると踵が内側に倒れている状態です．

ダウン症児では，脚のアーチを支える筋肉の柔らかさや関節を支える靭帯のゆるみが，アーチ形成の遅れの原因になります．アーチの形成が十分にできないと，歩行時に地面からの反発力を吸収分散できないため，ふくらはぎ，足裏の疼痛，足首，膝，腰の関節痛などの症状が現れます．

外反扁平足を予防し，アーチ形成を促すためには，踵から足の外側，足指の順に体重をかけることが大切です．手をついている形での床座位姿勢がとれるようになれば，積極的に椅子座位をとらせるようにし，床につけた足底，介助者の脚に乗せた臀部，机上に置かれた前腕を支持点とし，踵を引いたかたちで踵から母指へ重心を移動させます（図8）．

③ コミュニケーションを支える

ⓐ乳児期の特徴

一般的に乳幼児期は，自分のもつすべての感覚（五感や固有感覚・前庭感覚など）を使って成長していきます．そして赤ちゃんは，養育的なかかわり（おもに母親）を通して，自分や自分をとり

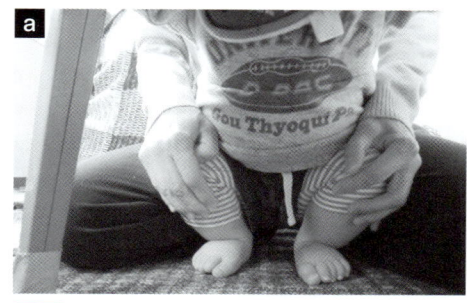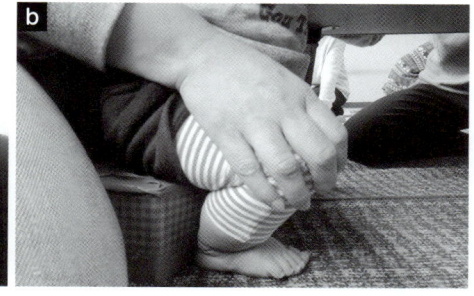

図8 外反扁平足の予防・改善
（a）臀部，足底，机上に置かれた前腕を支持点とし，端座位をとらせる．
（b）端座位をとらせ，両足を臀部の方向へ引き込み，前傾姿勢をとらせ，子どもの踵から母指の方向への重心移動を促す．

まく環境をいろいろな感覚で認識し，学んでいきます．これはダウン症児も同様ですが，彼らはこの感覚を取り入れる力が弱く発達もアンバランスなため，保護者のよりよいかかわりが必要となります．保護者がよりよいかかわりをすることは，ダウン症児が人とのかかわりの楽しさを知り，その後のコミュニケーションや言語につながる力を育てることになるのです．

ⓑ 赤ちゃんとのかかわり

　赤ちゃん体操教室では，体操指導までの待ち時間などに，ST が保護者に対してかかわり方や遊び方を紹介しています．ダウン症児は，反応が弱い赤ちゃんが多いため，保護者が赤ちゃんの反応に気づきにくいことがあります．このような場合は，実際に ST が赤ちゃんとかかわり，「赤ちゃんがおもちゃをじっと見ていますよ」「手を伸ばそうとしていますね」と赤ちゃんの反応を具体的に伝え，保護者に赤ちゃんの反応の見方を教えます．

　しかし，合併症がある赤ちゃんの場合，楽しくかかわる以前に，保護者が赤ちゃんの体調への不安を強くもっていることがあります．また，保護者がダウン症児であるわが子をまだ十分に受け入れられない場合もあります．このようなときは，保護者の気持ちに寄り添いながら，無理せず子どもとかかわることを勧めます．

ⓒ かかわり遊びの紹介

　赤ちゃん体操の時期には，次のような遊びを紹介しています．

① あやして遊ぼう：体操前期

　赤ちゃんへの授乳やおむつ交換などの時間は，ふれあいのための大切な時間です．皮膚を通して触れ合うことは，身体の発育だけでなく，赤ちゃんの情緒の発達も促します．

　生後 6 か月くらいまでのダウン症児は反応が弱いのが特徴ですが，このころになると機嫌のよいときはニコニコ笑うようになります．また，泣き声も以前に比べて大きくなってきます．大人が赤ちゃんの視線の中に積極的に入り，赤ちゃんの視線に合わせてゆっくりと「〇〇ちゃん」と声をかけると，赤ちゃんは大人を見ようとします（図9）．

　ダウン症児は一般的に，物（玩具など）よりも人を見ることが好きです．何度か視線を合わせてゆっくりした声かけを繰り返すと，その人をよく見ようとします．また，赤ちゃんと視線を合わせ，手や足に触れて声をかけるようなかかわり遊びを何度か繰り返すと，赤ちゃんは大人を見続

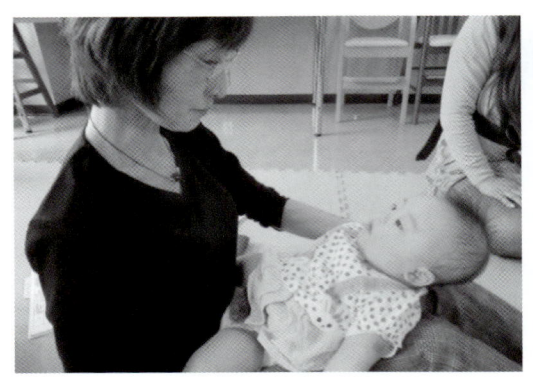

図9 赤ちゃんの視線に合わせる

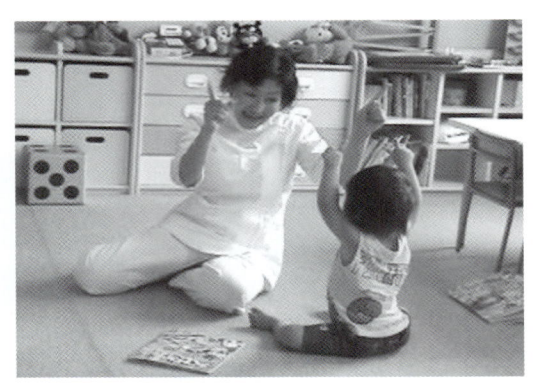

図10 子どもの動作を大人がまねる（ミラリング）

けようとしたり，もっとやってほしそうにしたりする姿もみられます．

　このように，大人が赤ちゃんの視線や発声，行動を見逃さず反応することで，赤ちゃんは大人が反応してくれる存在であることに気がつき，大人への信頼関係が育ちます．大人への信頼関係はその後の言語・コミュニケーションの意欲につながります．

②くすぐり遊び

　1歳を過ぎたころのダウン症児は，母親やきょうだいによく笑うようになります．母親がかかわると笑顔で返したり，「あーあー」と声を出したりするようになってきます．知らない大人があやすとじーっと大人の顔を見続け，その後，母親の顔を見てから，もう一度知らない大人を見るという姿もみられます．よく知っている大人と知らない大人を見比べるようになるのです．

　また，大人が赤ちゃんの視線の中に入って目を合わせると，赤ちゃんはより長く見続けられるようになります．赤ちゃんが見やすいところから「○○ちゃん」と声をかけると，意欲的に大人を見たり，「あーあー」と発声して応答したりしてきます．

　このころのかかわり遊びは，くすぐり遊びやイナイイナイバー遊びなどです．これらは簡単なやりとりの図式であるフォーマットを含んでおり，赤ちゃんにも楽しい遊びです．また，このようなかかわり遊びをすることで，赤ちゃんの笑い声や発声を引き出すことができ，声を出しやすくすることにもつながります．

③ミラリング・モニタリング（言語心理学的技法）でやりとり遊び：体操後期

　お座りが上手にできるようになってくるころのダウン症児は，手を積極的に使うようになり，両手をトントンと打ち合わせたり，積み木を打ち合わせて遊んだりします．また，大人が「どうぞ」とおもちゃを渡すと受け取ることもできるようになります．動作で簡単なあいさつをしたり，イナイイナイバーがわかったりし始めます．

・ミラリングで遊ぼう

　ミラリングはインリアル・アプローチ（👉「インリアル・アプローチとは」，p.96〜104参照）の言語心理学的技法の一つです．体操後期のダウン症児とのやりとり遊びでは，子どもの動作を大人がまねしたり（図10），子どもの発した声を同じような声でまねしたりすると，子どももそれに気づき，同じ動作や声を繰り返します．この動作をまねることを「ミラリング」といい，音声をまねることを「モニタリング」といいます．たとえば，赤ちゃんが両手をトントン打ち合わせていると，大人も同じように両手でトントンと叩きます．最初はまねっこ遊びに気づいていない赤

表1 赤ちゃん体操教室の時期にできる遊びの例

赤ちゃん体操 前期	体操のなかで	決まった歌を歌いながら，マッサージや体操をする．慣れてきたら歌を止めると同時にマッサージの手を止めて，赤ちゃんの反応を見る．赤ちゃんの視線や体の動きに合わせて，顔を見ながら歌とマッサージを始めたり止めたりする．
	揺らし遊び	赤ちゃんを抱いて視線を合わせながら，「ゆーらゆーら」と声をかけながらゆっくり揺らす．揺らす手を止めたときに赤ちゃんの反応を見て，手や足を動かしたり声を出したりしたら，もう一度揺らす．
赤ちゃん体操 後期	ボールまてまて	赤ちゃんと一緒にハイハイで，ボールや動く車などを「待て待て～」と言いながら追いかけて遊ぶ．
	手遊び	「トントンひげじいさん」「一本橋こちょこちょ」などをして，歌が終わったときに赤ちゃんが声を出したり手を出したりしたら，「もう一回しよう」と歌う．
	物のやりとり遊び	積木やお人形などを「どうぞ」と赤ちゃんに渡したり，「ちょうだい」と赤ちゃんからもらったりしてやりとりする．赤ちゃんが顔を見る・手を出す・声を出す，などのタイミングで「どうぞ」と渡してあげる．

ちゃんも，大人が同様の動作をすることで次第に気づき始めます．赤ちゃんが気づきやすいように，赤ちゃんが大人を見ているか注意しながら，赤ちゃんのリズムに合わせてゆっくりミラリングしましょう．

・**モニタリングで声のやりとり**

モニタリングは赤ちゃんの出す喃語に大人が同じような声で応じることです．ミラリング同様，赤ちゃんが気づきやすいように，赤ちゃんが大人を見ているかに注意しながら，赤ちゃんのリズムに合わせてゆっくりモニタリングをしましょう．

ミラリングやモニタリングの効果は，子どもが自分と同じことをしている大人の存在に気づき始め，やがて「自分が何かをすれば，この人も同じようにしてくれる」という関係に気づくことです．モニタリングは，子どもが自分の発する声の効果への気づきにもつながり，ともに声をかわし合うことで共感性を育てる効果もあります．

赤ちゃん体操の時期には，**表1**のような遊びもあります．赤ちゃんの反応を見ながら楽しくやりとりしてみましょう．

文献

1）藤田弘子：ダウン症児の赤ちゃん体操．メディカ出版，2000

（玉井るか，中島順子，栗本奈緒子）

3 小集団で遊びを支える： ことばとリズム（2～4歳）

POINT

❶ 子どもにとって楽しい活動にする．
❷ 同じ内容を繰り返すことで，子どもにとってなじみのある活動にしていく（参加の促し）．
❸ 動作の模倣に加え，簡単なことばの模倣をする機会をたくさん作る（模倣の促し）．

1 この時期の運動発達とことばの発達の特徴

　定型発達の子どもでは，歩き出すと運動機能が急速に伸び，探索活動を積極的に行うようになり，ことばも出始めます．しかし，ダウン症児は「マンマ」などの初語が出てもそこからのことばの発達がゆっくりで，指さしや発語が多い子どもであっても，ことばがなかなか増えないという特徴があります．

　ことばが増えない原因には，聞き取りの弱さや記憶の弱さが関係しています．そのため，この時期のことばを伸ばすためのかかわりとしては，短いことばをゆっくりと聞かせること，子どもが聞き取りやすく使いやすいことば（どうぞ・ちょうだい・もう1回，など）を使ってみせることが大切です．また，同じ活動に何度も取り組むことで，初めは何をするのかわからずに様子を見ていた子どもたちも，少しずつやり方や順番を覚えて取り組めるようになっていきます．

2 指導の内容

　「ことばとリズム」では，上述の発達特性を考慮して1時間のプログラムを組んでいます．内容は(1)集団活動と模倣の促進，(2)学習の基礎作り（造形を中心に）です（表1）．

　この「ことばとリズム」以降のプログラムでは，遊びや課題は毎回ほぼ同じ手順や内容で行います．その理由として，ダウン症児には短期記憶の弱さや手順を覚えること（手続き記憶）の弱さ，集中力の弱さがあるためです．

表1 ことばとリズムのプログラム

(1)集団活動と模倣の促進	(2)学習の基礎作り（造形を中心に）
①「ぐるぐるどかーん」の体操（始まりの合図） ②リズムに合わせ自分で椅子を出して座る ③お名前呼びの歌（写真＋名前カードを使用） ④歌・手遊び ⑤大型ブロック遊び（積む・倒す，歌に合わせて並べて　上を歩く，など）	⑥シール貼り ⑦お絵かき ⑧パズル ⑨「手をつなごう」「さよなら三角」の歌（終わりの合図）

「ことばとリズム」では，まずプレイルームで体操やリズムを通して集団活動と模倣の促進を図ります．プレイルームの活動では，「声を出す」「お返事をする」「先生のことばを模倣する」「簡単な歌を歌う」などの，発声や発語を促す活動をたくさん取り入れています．子どもたちに模倣を促すことばは，子どもたちの生活のなかでよく使う「先生」「お椅子」「はさみ」「アイアイ」などの活動にかかわる名詞や，「もう1回」「ちょうだい」「できた」「どうぞ」「すわって…」などの伝達によく使うことばです．ことばを聞かせるときは，「で〜き〜た」と音調を強調しながら一つずつの音を少し引き伸ばし，ダウン症児が聞き取りやすく，模倣しやすいようにします．後半は学習室に移動して，机上遊びに取り組みながら「先生の指示を聞く」「課題をもらう」「課題をする」「できた課題を渡す」など，学習の基礎となる姿勢を作ります．

机上遊びでは造形の基礎スキルとして，簡単な型はめパズルやお絵かきを取り入れ，「課題をする」「集中する」「完成させる」などを行い，達成感を養います．

毎回同じプログラムを繰り返し続けることで，遊びに使われる「音楽」「動作」「ことば」など一つずつの要素を少しずつ覚え，さらに「音楽に合わせて動作する」「動作しながらことばを言う」など，活動の要素を複合して表現できるようになります．また，一つの活動ができるようになると，次の遊びの手続きを予測でき，知っているから，覚えているから楽しいという次の意欲を生み出すことにつながります．

3 指導の形態

「ことばとリズム」のクラスは，ダウン症児5〜6人のグループに対し，言語聴覚士（ST）が2人で指導します．また，保護者が同席して一緒に活動に参加します．

メインの指導者は，全体の指示を出したり簡単な説明をしたりします．サブの指導者は子どもの援助をしたり，保護者に援助の仕方のモデルを示したりします．

メインの指導者は，子どもが見る・聞く・模倣するなどの行為を遊びの場面で取り入れられるように配慮します．ゆっくりとことばをかけ，発音を明確にして声の抑揚を強調し，指さしやジェスチャーなどのノンバーバルサインを添えて使います．

姿勢を保持する力や集中力の弱さにより集団から離れる子どももいますが，そのようなときはサブの指導者がそばに寄り添います．サブの指導者は，子どもが集団に注目できるように声かけをしたり，場合によってはその子どもが注目している物にことばかけをし，子どもの集団参加やコミュニケーションを支えます．また，保護者にもそのつど，支援の仕方を助言します．

4 それぞれの遊びのねらい

ⓐ 運動遊び

「赤ちゃん体操」で歩行ができるようになっても，そのままにしておくと膝や足を反らしてつっぱって歩いてしまうなど，不安定な姿勢で立位や歩行をするようになります．

そこで，身につけた体の動きをその後も維持できるよう，運動発達レベルに合わせた遊びのなかで指導を行います．「ことばとリズム」では，発達に沿って子どもの運動能力が向上するように，骨盤の回転や膝の屈伸を使う遊びを取り入れています．図1のように大型ブロックの上を歩

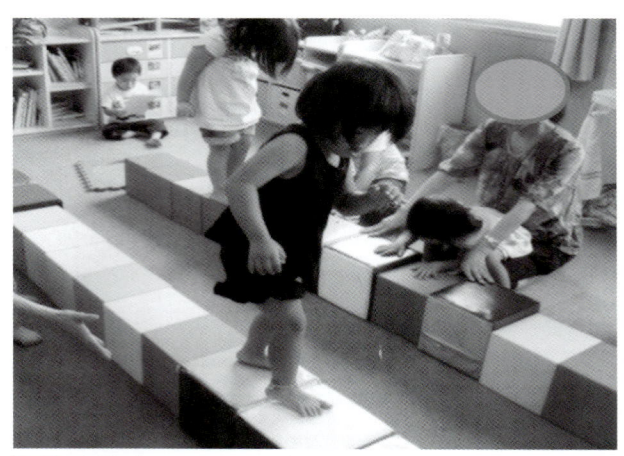

図1 大型ブロックの上を歩く

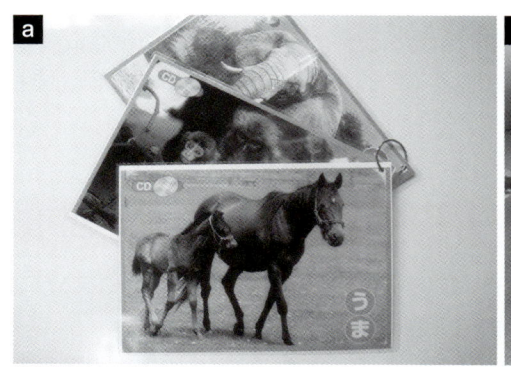
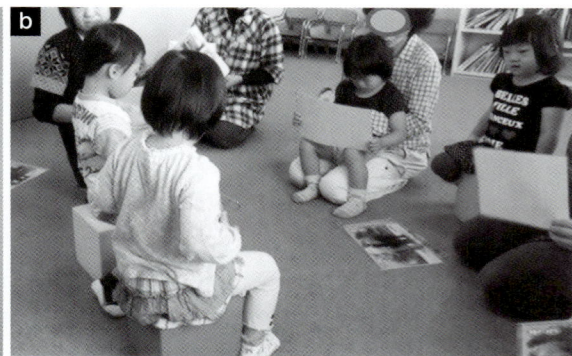

図2 動物カードを使った歌遊び
（a）動物カード　（b）動物カードをもって歌う

くことは，バランスを意識させる運動になります．この活動をすることで，子どもたちはバランスを取り足先をしっかり見ながら歩く力をつけていきます．

ⓑ模倣遊び

　歌遊び・手遊びは，「音楽に合わせて動く」「指示を聞く」などのほか，「友だちや大人の様子をよく見る」ことにつながり，それが「模倣する」という力を育てます．

　図2の歌遊びでは，みんなで馬のカードをもち，「お馬の親子」を歌っています．全員が同じ絵カードをもって歌っているため，「先生や友だちも同じことをしている」と注目しやすく，模倣の前段階である「しっかり見る」ということにつながり，行動の模倣が出やすくなります．また，歌が終わると指導者が写真を指さしながら「おーうーまーさん」と言って聞かせることで，ことばの模倣も促されます．模倣は再現遊びに発展させることができます．活動に慣れてくると，ことばや動作をまねるだけではなく，メインの指導者がやっている「先生役」をまねしようとする子どももいます．このような場合は，メインの指導者が横で言うべきことばのモデルを伝えながら，子どもに「先生役」をさせることで，使うことばや動作をさらに広げるチャンスにしていきます．

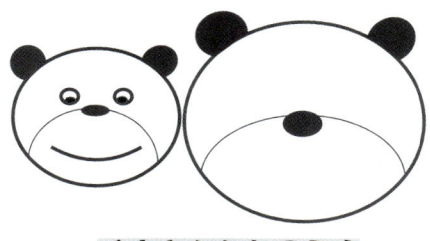

くまさんをかこう！

図3 手本を見ながらお絵かきする教材

　ダウン症児は，ことばの理解に比べてことばの表出が遅れ，語彙が増えないという特徴がありますが，活動のなかで繰り返し「見る」「聞く」「模倣する」ことを楽しく行いながら，ことばで伝える前段階の力を育てています．

⊙机上遊び

　学習スキルの準備として，簡単な机上遊びを取り入れています．シール貼りやお絵かき，型はめパズルなど手先を使った操作遊びを通し，手指の巧緻性を高めることをねらいとしています．また，一定時間椅子に座って活動できるためのスキルも身につけます．

　お絵かきは，イメージの弱さを補い，達成感をもたせるため，輪郭などのヒントがあるものに子どもが描き加えるものから始めます．図3は，くまの顔を描く課題です．手本を見ながら，顔に目や口を描いていきます．最初は目だけを描き加えて完成するようにしておき，「目と口」「目と鼻と口」のように，描き足すパーツを増やしていきます．

　机上遊びも，毎回同じ遊びを繰り返すことを基本としています．毎回同じことを繰り返すことで，子どもは活動を予測できるようになります．活動を予測できるようになると，椅子から降りようとすることなく，課題に集中できるようになります．また，大人が上手にサポートすることで "教えてもらう" ことの有用性を知らせていきます．

5　教材の工夫

ⓐ弱い聴覚的短期記憶とワーキングメモリを補う

　使用する教材は，ダウン症児の特性に配慮しています．お名前呼びの歌では，音の弁別や聴覚的短期記憶の弱さに配慮し，子ども一人ひとりの写真（A4サイズ）を使います．写真を指さし，次に子どもを指さして名前を呼ぶことで，ほかの子どもの名前でも手をあげていた子どもが，自分の名前を呼ばれたときに手をあげられるようになります．そして，名前の違いに気づけるようになっていきます．

　この写真カードは，図1の大型ブロックの上を歩く運動遊びの場面でも使います．サブの指導者が子どもの写真をもち，歩く順番を知らせるのです．また，机上遊びでは，子どもの写真を前のホワイトボードに貼り，その写真の上に子どもの作品を貼るようにします．そうすることで，自分の作品を見つけて達成感を味わえたり，ワーキングメモリの弱さで自分の作品がわからなく

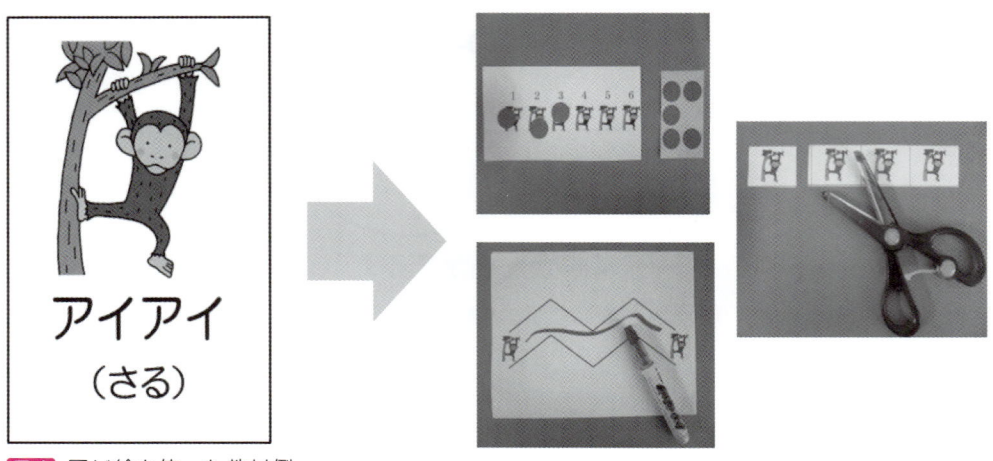

図4　同じ絵を使った教材例
〔MS 企画：すぐに使えるかわいいイラストカット集 4000．ナツメ社，2008〕

なっても思い出しやすくなります．

　歌や手遊びでは，その歌の内容に関連する写真や絵を使います．たとえば，ゾウの写真を提示して「ゾウさん」を歌い，アンパンマンの絵を見ながら「トントンアンパンマン」の手遊びをするのです．それによって，何の歌か，何の手遊びかがわかりやすくなります．

　また，いろいろな活動を通して，同じ絵の教材を一貫して用いることで，発声や発語を促すチャンスにつなげます．たとえば，**図4** はサルの絵を使った教材です．まず，サルの絵カードで「アイアイ」の歌を歌い，シール貼りの課題も同じサルの絵を使い，絵つなぎ，はさみの1回切りの教材にも同じ絵を使います．同じ絵を使うことで，「課題ごとに違うことばを思い出す」というワーキングメモリの負荷を少なくし，発語のチャンスを増やします．

❺ 不器用さを補う

　手先の不器用さに配慮して，使う道具を工夫しています．はさみは使いやすいバネばさみを使用し，切るものは1回から2回で切れる幅のものにします．また，シールははがしたり，貼ったりしやすいように大きいものを使います．「できた」という達成感が，次の課題への意欲につながるのです（👉「集団生活で『わかる』『支える』支援」，p.88～94 参照）．

（中島順子）

4 遊びを通じて学びを支える：ことばと学び（4〜6歳）

❶ 「見る」「聞く」「話す」など，ことばに関する活動を中心とする．
❷ 造形にかかわる基礎スキル「つまむ」「はめる」「ぬる」「切る」などを通して，手指の巧緻性を高める活動に親しむ．
❸ 就学を見据えて学習態度を育て，文字学習の基礎となる活動に親しむ（学習活動の導入）．

1 この時期の運動発達とことばの発達の特徴

　4〜5歳になると，歩行や姿勢の保持はより安定してきます．座った姿勢が安定してくると，手を使った操作や机上課題に集中できるようになります．また，手や指先を使った細かい操作の力を伸ばすことで，幼稚園や保育所での造形活動への参加がスムーズになり，それが就学後の学習にもつながります．

　ことばの面では，3〜4歳くらいからコミュニケーションにことば（単語）を使い始めるようになります．オノマトペや挨拶のことば，身近なことばが中心で，ジェスチャーや指さしなどと一緒に使われることが多いようです．ただ，単語は完全なものではないことが多く，「りんご」を「…ご」のように語尾だけの不完全語で話したり，発音が不明瞭だったりします．

　そのため，この時期は子どものジェスチャーやことばから子どもの意図を読みとって応じたり，ゆっくりはっきりとしたことばかけでことばを聞かせることが大切です．インリアル・アプローチの，「コミュニケーションの原則」や「大人の基本姿勢（SOUL）」（👉「インリアル・アプローチとは」，p.96〜104 参照）を守ってかかわることが，子どものことばやコミュニケーションを伸ばすことにつながります．

2 指導の内容

　「ことばと学び」のクラスの指導1時間のスケジュールは，「ことばとリズム」のクラスと大きく変わりません（👉「小集団で遊びを支える：ことばとリズム（2〜4歳）」，p.64〜68 参照）．クラスに来る子どもたちは，「ことばとリズム」の卒業生がほとんどです．そのため，大きく変化させると，子どもにとっては「なじみのない活動」になってしまい，「ことばとリズム」で獲得した発声や発語，いろいろな動作を使うチャンスが減ってしまいます．

　スケジュールは大きく変えませんが，内容的にはステップアップしていきます．プレイルームでの活動では，新しい歌や手遊びを取り入れ，新しいことばや動作の学びにつなげています．また，大型ブロック遊びで椅子取りゲーム（図1）を取り入れたりして，ルールのある遊びに集団で

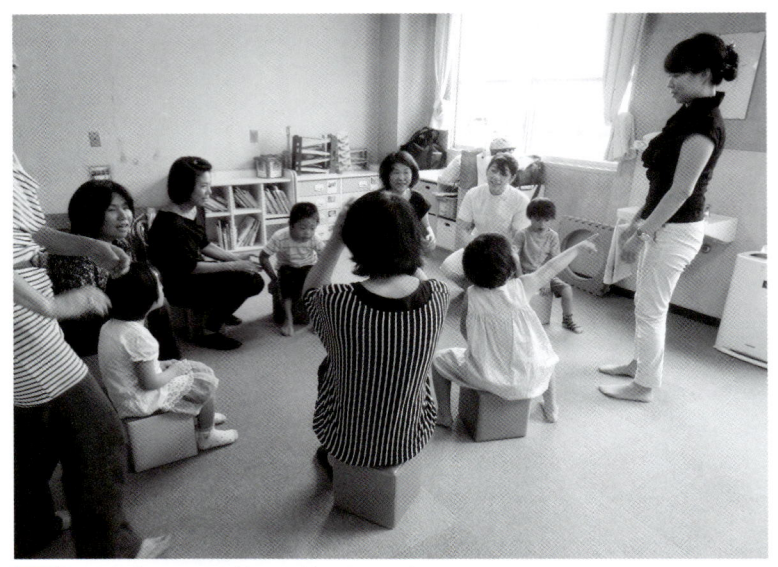

図1 大型ブロックを使った椅子取りゲーム

取り組む経験をさせていきます.

　学習室の活動では,お絵かきやパズルの内容を少し難しいものにステップアップしたり,絵本の読み聞かせを通してことばの模倣や文字への興味を促したりします.たとえば,絵本の読み聞かせでは,『だるまさんの』(ブロンズ新社,2008)という本を,「だ」「る」「ま」「さ」「ん」「の」の文字を指さしながら一緒に読んだり,絵を見ながら「目」「手」「歯」などの1文字の名詞を言って,「文字を読む」というスタイルの導入や身近なことばの模倣を促します.

　このように,「子どもにとってなじみのある活動である」という状態を変えることなく,就学に向けた内容を取り入れます.

3 指導の形態

　「ことばと学び」のクラスは,「ことばとリズム」のクラス同様5〜6人のグループで,言語聴覚士(ST)が2名で指導しています.一人は「先生役」で,全体の指示を出したり説明をしたりします.もう一人は子どもの「モデル役」です.

　この「モデル役」には2つ役割があります.一つは,「先生」が指示を出したときに,実際の子どもの動きをやってみせる役割です.ことばの指示だけではわかりにくいダウン症児に対して,「先生」が指示を出したあとに,実際の動きをやってみせます.また,子どもにしてほしい「返事」や「かけ声」などのことばも,子どもにわかりやすく聞かせます.それによって子どもは何をすればよいかがわかり,返事やかけ声も含めて「まねよう」「やってみよう」とするのです(図2).

　もう一つは,子どもが大人に何かを伝えようとしているときに,パラレル・トークやモデリングをする役割です.たとえば,子どもがパズルを終えて「先生」を見ているときには,横について「せんせい〜！　できた〜！」と子どもが伝える言い方で,モデリングをします.これにより,子どもは「自分の言いたいことが『先生』に伝わった」という気持ちをもち,同時に伝える時のことば

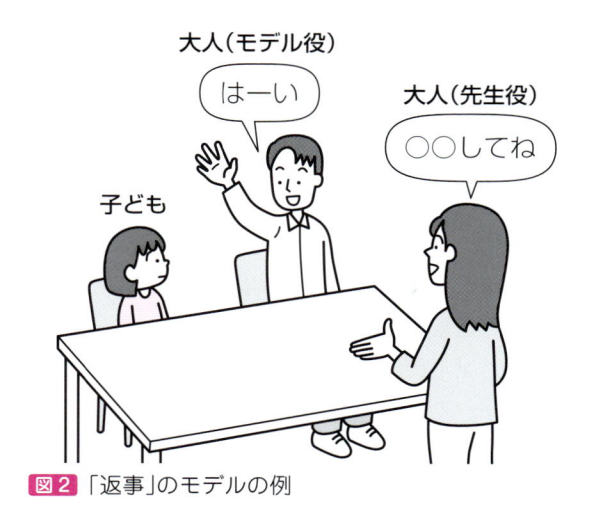

図2　「返事」のモデルの例

を聞けるようになります．これは，子どもへのモデルとしてだけではなく，同席している保護者にも援助の仕方のモデルとなります．5〜6人の子どもに対しモデル役の先生が一人では，すべての子どもに対応することはできませんが，保護者にこの方法を取り入れてもらうことで，すべての子どもが「自分の言いたいことが伝わった」という気持ちをもったり，適切な言い方のモデルを聞いたりするチャンスが増えるのです（図3）．

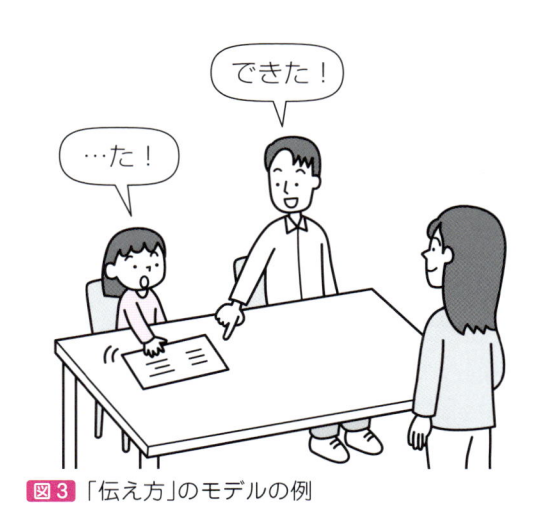

図3　「伝え方」のモデルの例

4　発語を促す

　先に述べたように，先生役の指導者もモデル役の指導者も，活動のなかでは常に子どもが模倣しやすいことばを使うことを意識しています．そのため，同じ活動を繰り返すなかで聞き慣れてきたことばは，子どもたちが少しずつ模倣して使い始めます．

　活動に慣れてくると，ことばや動作を模倣するだけではなく，「先生役」を模倣しようとする子どももいます．このような場合は，先生役の指導者が横で言うべきことばをモデリングしなが

ら，子どもに「先生役」をさせることで，使うことばや動作をさらに広げるチャンスにしていきます．

　モデル役の指導者が子どもの立場で伝え方をモデリングするときには，子どもそれぞれのことばのレベルに合わせてことばかけをします．発話のない子どもや語尾の模倣が出始めた子どものときは，「おーい！」「せんせい！」という呼びかけや，「できた！」のようにほかの場面でも使いやすい一語文のことばかけを使います．一語文が出ている子どもであれば，その子どもが使っていることばを取り入れた二語文にしてエキスパンションします．たとえば，「せんせい！」とメインの指導者に自分で呼びかけた子どもには，「せんせい，できた！」と子どもの立場で先生役の指導者に伝えながら，二語文を聞かせるのです．

　「モデリング」「パラレル・トーク」「エキスパンション」は，「インリアル・アプローチ」の言語心理学的技法です（👉「インリアル・アプローチとは」，p.98〜99 参照）．タンポポ教室では，「ことばとやりとり」のクラスでインリアル・アプローチを取り入れている以外にも，このようなかたちで子どもへのことばかけにインリアル・アプローチの技法を活用しています．

5　文字学習の基礎作り

　小学校に入ると，すぐに文字の練習が始まります．ダウン症児のなかでも地域の小学校に行く子どもたちは，同じように文字の練習に取り組み始めることが多いです．小学校では文字の読みと同時に書きの練習も始まりますが，一般的には就学までの幼児期の段階で，文字の読み書きに必要な基礎的な力が育っていきます．

ⓐ 文字の読み書きに必要な力

　一般的には，幼児期にことばを話し始めると，はじめは「単語」や「文」という単位でことばを理解したり表現したりしていきます．4 歳ごろになると単語を「音」という単位に分けて考える力がつき，しりとりをしたり，ことばを反対から言って楽しんだりできるようになります．

　ひらがなやカタカナは，このような「音」を表す「記号」であり，基本的には一つの文字に対して一つの音が対応しています．そのため文字を読むには，「単語」や「文」を「音」という単位に分けたり，「『くつ』も『くま』も同じ『く』がつく」ということを理解したりする力が必要です．また，「音」に分けたものを「記号（文字）」に対応させるため，文字の形が同じかどうかを見極めたり，形を覚えたりする力も必要です．

　文字を書くには，形を思い出す力や運筆の力がかかわってきます．幼児期に手を動かして「絵を描く」「色をぬる」などの経験を積み重ねることで，運筆の力や形を思い出して書く力が育っていきます．

ⓑ 1 文字 1 音対応

　タンポポ教室では，指導のなかで文字を読み聞かせたり書いてみせたりするときに，「ことばを音の単位に分ける」ということを意識しながら，1 文字 1 音対応をはっきり伝えるよう心がけています．

　写真付きの名前カードを使って子どもの名前を呼ぶときには，1 文字ずつ指さしながら 1 音

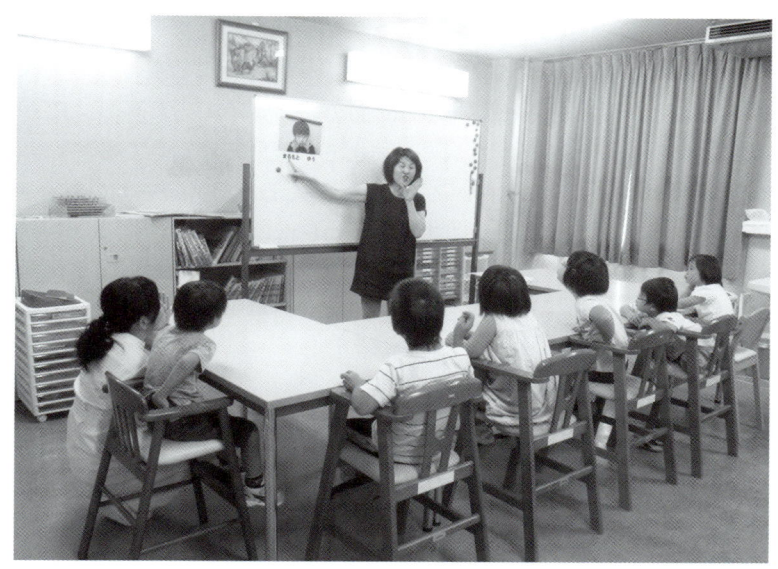

図4 文字を1文字ずつ指さし，みんなで言う

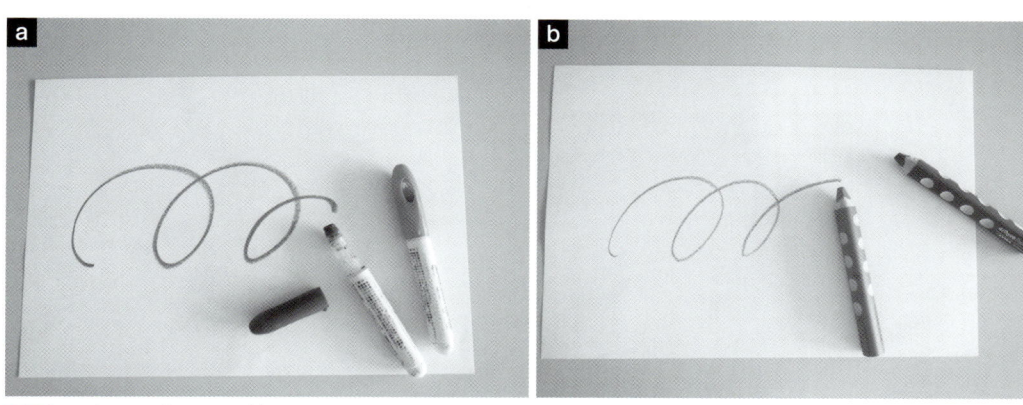

図5 子どもに合わせた筆記用具
（a）ゲルマーカー，水性（PILOT 社製）　（b）グルーヴトリプルワン，水性（LYRA 社製）

ずつはっきりと読み聞かせ，そのあとにことば（名前）として再度まとめて聞かせるようにしています（図4）．たとえば，「タ・ン・ポ・ポ」と1音ずつ指さしながら区切って読んだあと，再度「タンポポ」とことばのまとまりを聞かせます．

また，シールやお絵かきなど，プリント課題ができあがったときには，花丸を描いたあとに子どもの名前を書くことがあります．そのときにも，1文字ずつ言いながら書いてみせます．慣れてきた子どもには，1文字書いて様子をみると，次の文字を言ってくれることもあります．

こういったかかわりが，文字を読むときの「1文字1音」という基本の理解を促します．

Ⓒ書くための基礎

文字を書く練習はしませんが，文字の書きの基礎となる活動は取り入れています．文字を書く基本となるのは，スムーズに線を描いたり，しっかり手を止めたりする力です．手を止める力は

線の始まり・終わりだけではなく，角を書くときにも必要になります．

　「ことばと学び」のクラスでは，「2つの絵を線でつなぐ課題」「2本の線の間に線を引く課題」「いくつかの線を結んでいく課題」などに取り組みながら，運筆の力を高め，文字を書く基礎の力をつけていきます．その際に使う筆記用具も，子どもの筆圧に合わせて書きやすいものを選んでいます．初めは書きやすい水性のゲルマーカー(PILOT社製)，次は太めで三角形の色鉛筆(LYRA社製)などを使用します(図5)．いずれもやわらかい芯で，力が弱い子どもでもスムーズに描くことができます．

　このように「ことばと学び」のクラスでは，楽しく書く経験をさせながら，文字を書くのに必要な運筆の練習をしていきます．

（栗本奈緒子）

5 やりとりを支える：ことばとやりとり

1 ことばとやりとり：ことばの前のコミュニケーション指導

　ダウン症児は顔貌の特徴から似ているように思われがちですが，皆が同じ特性をもち同じように成長するわけではなく，一人ひとり違います．子どもたちは合併症の違いや筋緊張の違い，認知の力の違いなどから成長に個人差があり，異なる個性をもっています．また，親から受け継いだ個性やきょうだいの有無など家庭環境も加わって，個性が形成されます.

　一般にダウン症児は「人とかかわるのが好き」といわれていますが，下記のような特徴をもつ子どもたちがいます.

　・知的発達の遅れが重い
　・なかなか落ち着いて遊ぶことができない
　・人とのやりとり遊びや物を使って遊ぶことができない
　・発声やことばを使っているのに，かかわる大人や周りの様子を見ていない
　・場面の雰囲気に過度に緊張し，その場から動けなくなる
　・視線が合わない，笑わない，自傷行為があるなどの自閉スペクトラム症（ASD）の特徴がある

　落ち着きがない子どもや知的発達の遅れが重い子ども，ASD の特徴を併せもつ子どもは，人とのやりとりがわかりにくいため，集団活動への参加よりも先に，大人とのやりとりの楽しさや遊び方を教える必要があります．そのため，このような子どもたちには，「ことばとやりとり」で個別の指導を行います.

2 指導の内容と形態

　「ことばとやりとり」は，個別指導でおもにプレイルームで行います．指導は言語聴覚士（ST）が行い，インリアル・アプローチによる言語・コミュニケーション指導法を取り入れています．また，インリアル・アプローチによる子どもとのやりとりの方法やことばかけを保護者にも学んでもらい，家庭でのかかわりに応用できるようにしています.

ⓐ フォーマット（かかわりの図式）を使ったかかわり遊び

　「ことばとやりとり」で指導を受ける子どもは，自分と人との間にコミュニケーションの世界があることに気づいていないか，または気づきが弱い子どもです．そこで，大人との遊びを通して楽しいやりとりを経験することで，やりとりの世界とそこから広がるコミュニケーションに気づくことをねらいとしています．子どもの好きな遊びやできる遊びを取り上げ，大人と一緒にやりとりして遊ぶことが楽しいことであることに気づかせていきます．

　そのために，フォーマット（👉「インリアル・アプローチとは」，p.103〜104 参照）というお決まりの手順を使ったやりとり遊びをします．フォーマットというのは，かかわりの図式ともいわれ，その代表例がイナイイナイバー遊びです．イナイイナイバー遊びのフォーマットでは，「イナイイナイ」と顔を隠し，「バー」で顔が見えるという同じ遊びが繰り返されるので，子どもは次に起こることを予測しやすく，遊びを覚えやすくなります．また，「顔を隠す」という行為と「イナイイナイ」ということばの関係が理解しやすいのも特徴です．子どもは次に起こることの予測がつくようになると，やりとり遊びへの期待をもつようになって，顔を隠している手を引いたり，「バー」と声を出したりして，「バーをしてほしい」ということを伝えようとするようになります．

　そのほかに，ボールのやりとり，手遊びなどもフォーマットを作りやすい遊びですが，子どもが好きな遊びでオリジナルのフォーマットを作ることもできます．

　図1，図2 は，トランポリン遊びをしている場面です．表1 のようなフォーマットで子どもと大人は手をつなぎ，「1，2，3」の合図に合わせて一緒に歌いながら跳びます．子どもがもっとしたそうにしたら，繰り返して遊びます．このように，子どもが好きなトランポリン遊びを使い，

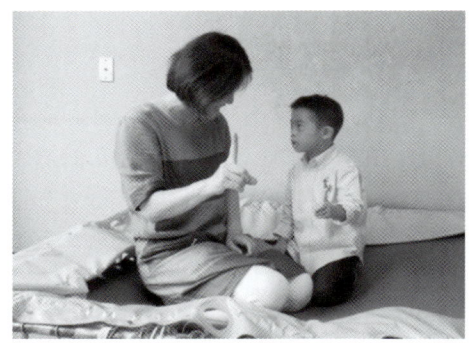
図1 「もう 1 回！」と要求する場面

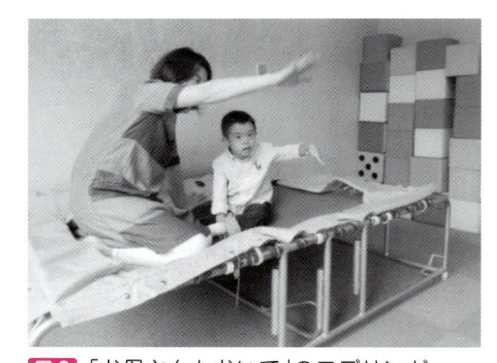
図2 「お母さんもおいで」のモデリング

表1 トランポリン遊びのフォーマットと言語心理学的技法の使用例

言語心理学的技法	大人		子ども
パラレル・トーク	「トランポリンしようね」と手を取る	→	手を出し，大人を見る
	「1，2の3」と歌い，跳び始める	→	「……3」と一緒に跳ぶ
	「……とっても大好きドラえもん」と歌う	→	「……もん」と歌う
パラレル・トーク	「A ちゃんと先生跳んだね．楽しいね」と待つ	→	先生の顔を見て，体を動かす
モデリング	「もう 1 回」と指を立てる	→	「ンン」と指を立てる
リフレクティング	指を立て「もう 1 回」と言う	→	指を立て「……かい」と言う

大人とのフォーマットのある遊びを作ります．

ⓑ言語心理学的技法を使ったことばかけ

インリアル・アプローチでは，言語心理学的技法（👉「インリアル・アプローチとは」，p.98〜99 参照）を使って子どもの発達に応じたことばかけをすることで，子どもの言語とコミュニケーション力を育てます．ことばがまだわかりにくい子どもには，ミラリング（子どもの行為を模倣する）やモニタリング（声やことばを模倣する）を使ってやりとりをします．また，ことばがわかり始めている子どもには，大人がパラレル・トーク（子どもの行動や気持ちを言語化する）とセルフ・トーク（大人の行動や気持ちを言語化する）を使うことで，「誰がしているか」「何をしているか」「どう思ったか」などを伝えていきます．実際の遊びのなかで，やりとりをしながら子どもの発話を聞き，「今，何ということばを言ったのか？」「今はどんな気持ち（意図）で言ったのか？」を理解し，「どのようなことばで返したらよいか」を考えてことばかけをします．

トランポリン遊びのなかでの言語心理学的技法の使い方を示してみましょう（表1）．

まず，大人が「ぴょんぴょん，やって」と子どもに言ってほしい伝え方をモデリングしています．歌が終わり楽しいジャンプも終わると，たいていの子どもはもう一度したそうにします．このときに大人が「もう１回！」と言い１本指を立て，ことばと動作で要求の仕方をモデリングします．それを見て子どもが指を１本立て「ンン」と発声したので，子どもはお願いをする（要求）意味がわかったことになります（図1）．要求が「大人に伝わった」ということを子どもに知らせ，正しい伝え方のことばをもう一度聞かせるため，大人はもう一度指を立てて「もう１回」と言います．「もう１回」ということばを２回聞いたため，「……かい」とことばの最後を模倣することができるようになっています．

要求以外にも，楽しんだ後に「やったー！ 楽しいね」とパラレル・トークで共感を伝えます．このほか，お母さんを呼ぶときに「ママ，おいで」と手招きしながら言ってみせるのは，モデリングになります．

子どもが歌を正確に歌うのは難しいのですが，要求に使うことばや楽しんだ後の「やったー」などのことばは，子どもが言いやすく短いことばを選ぶようにします．また，「指を立てる」「手招きする」などの動作をつけて，取り入れやすいようにしていきます．

ⓒことば以外で伝える方法を学ぶ

ダウン症児のなかでも，知的発達の遅れが重くことばの獲得につながりにくい，または理解がよいのにことばがが出ない子どもには，ことば以外の手段で伝える力を育てることをねらいにします．

ことば以外の方法とは，「視線＋指さし＋行為・ジェスチャー」などで伝える方法です．これは，ことばの前のことば（前言語的伝達手段）と呼ばれており，定型発達の子どもでは生後 10 か月ごろに使うようになります．たとえば，犬の人形を指さし母親を見て「アッ」と発声すると，これは「犬のぬいぐるみがあるよ」とか「犬のぬいぐるみを取って」などを示します．この前言語的伝達手段をもつことで，子どもは自分の意図（取って，来て，見てなど）を大人に伝えられるようになります．トランポリン遊びで「もう１回」と言えなくても，「ンン」と指を立てることができれば，前言語的手段を使えたということになります．

かかわる大人は，表情を豊かに使い，ことばに指さしやジェスチャーを添えて，伝達のモデル

を示します．ことばとやりとりの個別の指導では，やりとりの楽しさに子どもが気づくことに加え，前言語的伝達手段やことばを使ってやりとりできることを目的としています．

3 指導の目標

個別指導における言語・コミュニケーションの目標は，それぞれの子どもの発達の状態や特性によって変わります．

どの子どもにも最初は指導者との一対一のかかわりを通して，コミュニケーションの基本となる人への信頼関係やかかわりに対する意欲を育てることが目標になりますが，子どもの発達や特性によって，おおまかに以下のような目標で指導を行います．

ⓐ ことばが出ていない子ども

知的発達の遅れが重いためことばが出ない子どもには，感覚運動遊びや手遊びを通して，前言

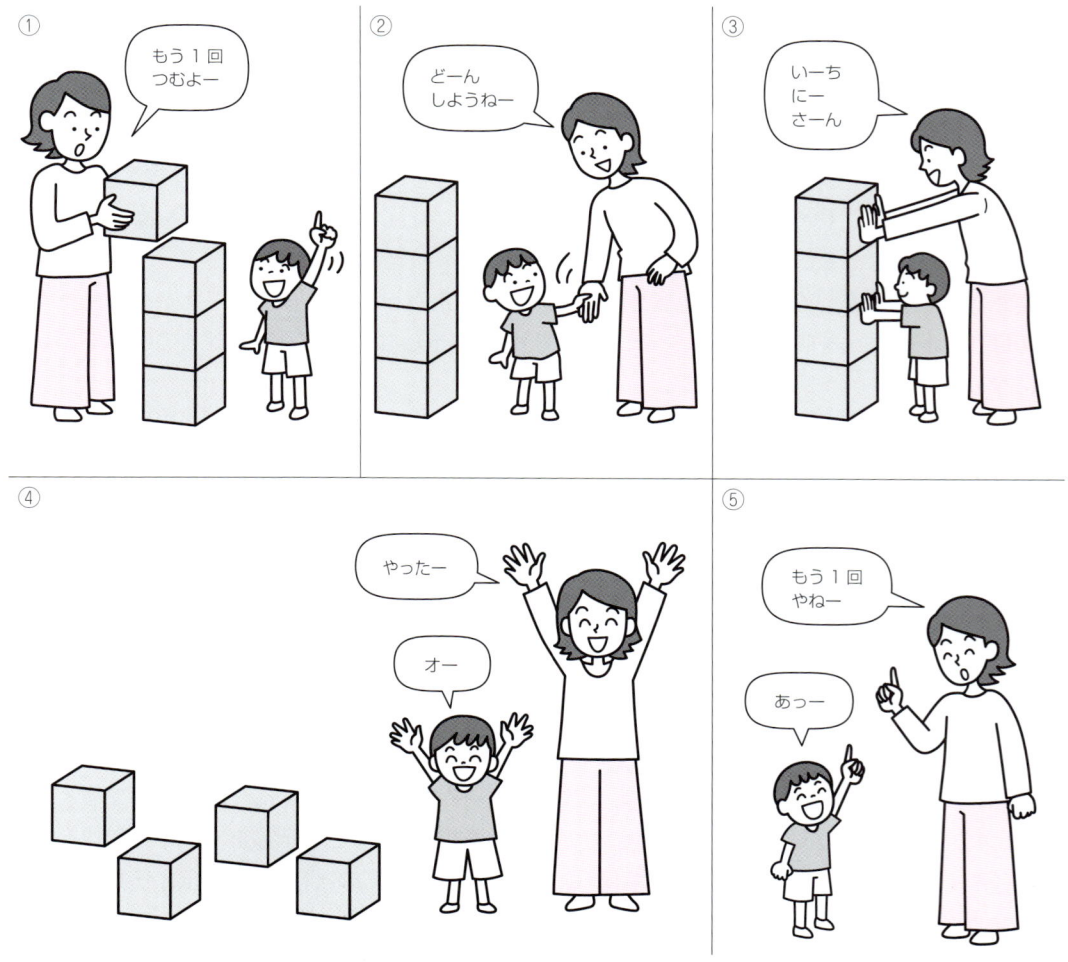

図3 コミュニケーションの基本となる信頼関係やかかわりに対する意図を育てるやりとり
大型ソフト積木で遊ぶ（簡単なフォーマットのある遊びの例）．①～⑤をくり返して遊ぶ．

語期的な伝達手段を用いて自分の要求を伝える力を育むことを目指します．たとえば，積まれた大型のソフト積み木を倒すことが好きな子どもに対して，もっとやってほしいときには，人差し指を立てて「もう1回やって」と伝える方法（伝達手段：人差し指を1本立てる，伝達意図：「もう1回やって」）や，先生の手を取って積み木に誘う方法（伝達手段：手を取る，伝達意図：「やって」）を通して，子どもが意図を伝えられることを目指します（図3）．

ⓑ よく動き，落ち着いて遊ぶことができない子ども

よく動き，落ち着いて遊ぶことができない多動性のある子どもは，集団場面では刺激が多すぎるためより動くようになり，落ち着いて遊ぶことができません．その結果，親や指導者から指示や注意を受けることが多くなります．個別指導では，一つの遊びに集中することで遊びの達成感をもつことを目標にします．たとえば，パズルや積み木を指導者と二人で交互に行い，やり遂げるようにしていきます．

ⓒ 指導者の誘いを嫌がる子ども

できる力はもっているが，集団場面で一緒にすることを嫌がる，指導者の誘いに「いや！」と拒否を示す，あるいは集団場面では緊張し実力を発揮できない子どもの場合は，個別指導で大人とのやりとりの楽しさを教えていきます．指導者が子どもに反応的にかかわることで，指導者はうるさい存在ではなく，自分に応じてくれる人という認識を育てていきます．子どもの好きな遊びを通して，指導者とのよい関係を築くことで，子どもが人に応じる力を高めることを目指します．

ⓓ 自閉的な特徴を併せもち集団場面への適応が弱い子ども

ダウン症に自閉的な特徴が合併している子どもでは，視線が合いにくく，集団活動で何をしているかがわかりにくいため，参加したり模倣したりすることが難しくなります．また，ことばをもっていても伝達的に使えない子どももいます．このような場合は，個別指導の指導者とのやりとりのなかで，「やって」「ちょうだい」「とって」などの簡単な要求をことばで伝達できる，「あった」「ない」などの状況を知らせる，絵本の中で知っている物の名前を言う，指導者に物の名前を言うよう要求する，などができるようになることを目指します．つまり，ことばを伝達手段として使えるようになることが目標です．

個別指導で指導者との関係性が確立すると，前言語的伝達手段やことばで，意図や気持ちを伝えられるようになります．意図や気持ちを伝えられるようになったら，集団のクラス（幼児期は「ことばと学び」，小学生は「フォローアップクラス」）に進みます．

（中島順子）

6 学びを支え続ける： フォローアップクラス（小学生）

❶ 子どもにとって楽しい活動にする．
❷ 「見る」「聞く」「話す」など，ことばに関する活動を中心とする．
❸ 友だち同士のコミュニケーションを楽しむ．
❹ 言語課題や視知覚課題のプリントを行い，机上学習の基礎力をつける．

1 就学後の特徴

　小学校に入学すると，①教室での机上学習が中心となる，②友だち同士だけでコミュニケーションを取り合う場面が増える，という点が保育所・幼稚園とは異なります．ダウン症の子どもたちのなかには，幼児期にはことばがほとんどなくても，机上学習や友だちとのコミュニケーションを通して就学後にことばの力が伸びる子どもがいます．そのため，就学後も引き続き，人と話すことや伝えることの楽しさや机上学習への取り組みを支えることが，ことばやコミュニケーションの発達にとって大切です．

2 指導の内容

　フォローアップクラスでは，幼児期に「ことばとやりとり」「ことばと学び」に継続して参加した，小学1〜6年生の子どもを対象に，月1回1時間の活動を行っています．言語レベルや対人性など，子どもの発達レベルに応じた異年齢のグループを組んで指導を行っています（表1）．
　指導のときは，前方に置いたホワイトボードにスケジュールを提示します（図1）．スケジュールを見て確認できるようにすることで，見通しをもって活動に参加できるようにしています．幼児期の指導と同様に，発声・発語を促しながら，子ども同士のコミュニケーションの機会や，机

表1 指導スケジュール例

①あいさつ	
②シール	日付を確認し，帳面に出席シールを貼る
③なまえ	歌を歌って自分の名前を言う（自己紹介）
④工作	切り貼り工作をする
⑤ゲーム	作った工作で遊ぶ
⑥プリント	ことばや視知覚のプリント課題を行う
⑦あいさつ	

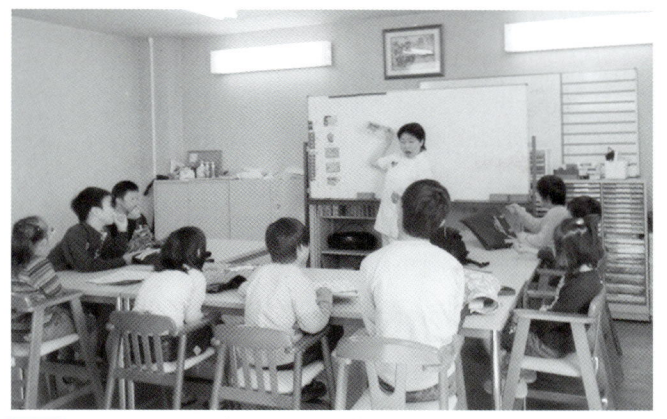

図1 フォローアップクラスの指導の様子

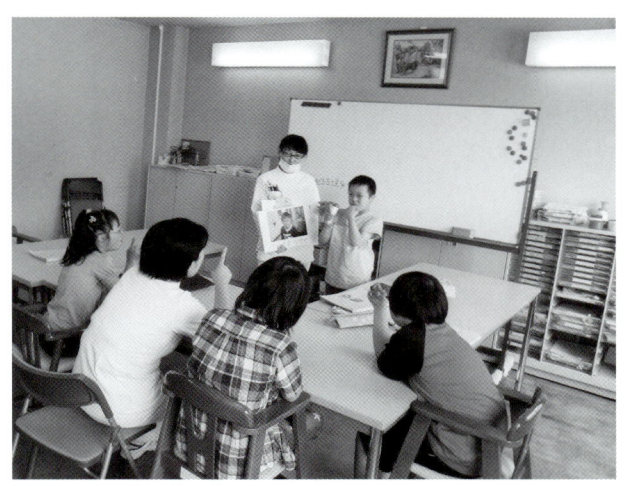

図2 歌を歌って名前を言う（自己紹介）場面

上学習に取り組む時間を設けています．

　子ども同士のコミュニケーションを促す機会として，「なまえ」や「工作・ゲーム」での取り組みがあります．「なまえ」では一人ずつ前に出て，歌に合わせて名前を言います（図2）．ひらがなで名前を書いた顔写真を使うことで，友だちの顔と名前が一致するようになります．「工作・ゲーム」では遊びにつながる物を紙で作り（こま・けん玉・パラシュートなど），それを使って自由に遊ぶ時間を設け，友だちと遊ぶ楽しさを共有できるようにしています．ことばでのコミュニケーションをねらえるクラスでは，工作のかわりにすごろくやトランプなどのゲームを取り入れている場合もあります．

　机上学習では，個々の言語レベルや認知特性に応じた，絵のマッチング，運筆，読み書き，表現（短文づくり）などのプリント課題を行います．取り組んだプリントは，自分でファイルに綴じる作業も行い，身の回りのことを自分でする習慣をつけるようにしています．

　このように，フォローアップクラスでは，子ども同士のコミュニケーションを促す活動に加え，小学校での学習姿勢を支えるための学習活動にも取り組んでいます．

3　指導の形態

　フォローアップクラスでは，学校の授業と同様，机上での指導を行っています．保護者は同席せず，4～6人の子どものグループに対して言語聴覚士（ST）が2～3人という体制で指導をしています．「ことばと学び」のクラスと同様に，一人はホワイトボードの前に立って，メインの「先生役」として，全体への指示や説明を行います．残りの指導者2人は子どもたちと同じように席に着き，「モデル役」および活動の補助をします．

　「モデル役」の先生の役割は，「ことばと学び」のクラス同様，①メインの先生が出した指示を実際にやってみせる，②子どもが大人に何かを伝えようとしているときにパラレル・トークやモデリングをすることです．

　フォローアップクラスでは，この2つに加えて，③友だち同士のコミュニケーションの仲介をする，という役割も担います．「ことばと学び」「ことばとやりとり」のクラスでは，「子どもと大人」のやりとりが主でしたが，フォローアップクラスでは，できあがった工作などを用いながら子ども同士がコミュニケーションを取り合う機会も多く設けています．そのため，指導者がそれぞれの子どもの伝えたいことや応答の仕方のモデリングをすることで子ども同士のやりとりが活発になり，「友だちとやりとりできて楽しかった」と楽しさを共有することができるようになります．

4　子ども同士のコミュニケーションを楽しむ

　フォローアップクラスの子どもは，幼児期に継続して指導を受けてきており，「人とやりとりすることの楽しさ」がわかっているため，意欲的に大人や友だちとコミュニケーションをとろうとします．

　しかしダウン症の子どもの多くは，ことばが不明瞭であったり，語彙が少なかったりするために，ことばでは正確な内容を伝えられないことがあります．また，子どもの伝え方が曖昧でわかりにくくても，大人であれば状況や表情などから何を伝えたいのかを推測することができますが，ダウン症児同士では相手のことばを聞いていなかったり間違ってとらえたりするために，コミュニケーションが成立しにくいことがあります．このような場合には，指導者が「○○くんは，～をしてほしいんだって」とパラレル・トークしたり，「○○くーん，……しよう〜！」とことばかけをモデリングしたりすることで，子ども同士のコミュニケーションが成立し，楽しくやりとりを続けることができます．それと同時に，相手への「伝え方」や「応じ方」を学ぶことができ，少しずつコミュニケーション場面で使えるようにします．

5　机上学習

　小学校ではどの教科でも，「新しいやり方を教えてもらう」「繰り返し練習する」ということが中心になります．集団のスピードに合わせて活動するため，活動が遅れしまう場合には指導者や周囲の友だちが意図せず援助をすることでダウン症児が「自分で考える」「わかる」というチャンスが少なくなります．

　そのため，フォローアップクラスでは，机上学習のなかで「自分で考える」「わかる・できる」という機会をもてるよう工夫しています．たとえば，プリント課題であれば，絵と絵のマッチング（図3-a）や絵とことばのマッチング（図3-b）を行います．自分で絵を見たりことばを読んだりすることで，「見てわかった」「読んでわかった」という機会をもつことができます．工作では，はさみを使って作る，市販の切り貼り工作を取り入れています（図4）．自分ではさみを使って切ったり，組み立てたりすることで「自分で作れた」「自分で作った工作で遊んで楽しい」という機会をもつことができます．

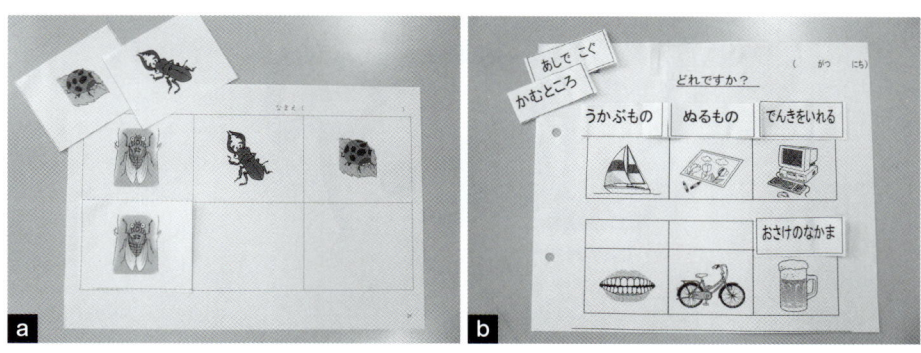

図3 絵のマッチング
（a）絵と絵のマッチング，（b）絵とことばのマッチング
〔（a）MS企画：すぐに使えるかわいいイラストカット集4000．ナツメ社，2008を参考に作成したセンターオリジナル教材．（b）葛西ことばのテーブル：言語訓練カード第1集　名詞・動詞150絵カード．〕

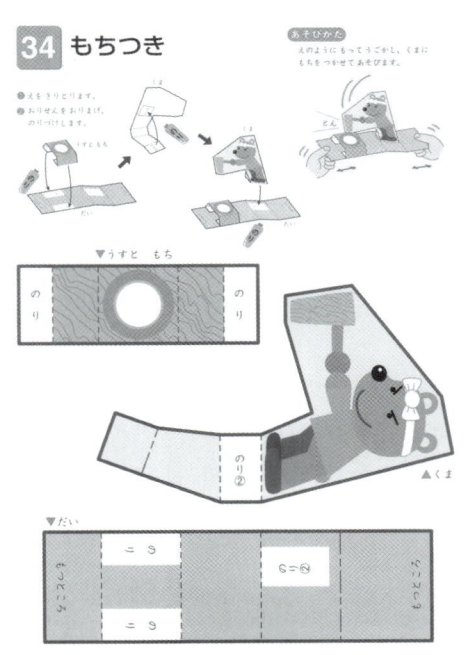

図4 切り貼り工作
〔くもんの幼児ドリルシリーズ「やさしい　かみこうさく」，くもん出版，2010（現在では絶版）より引用〕

実践編　療育

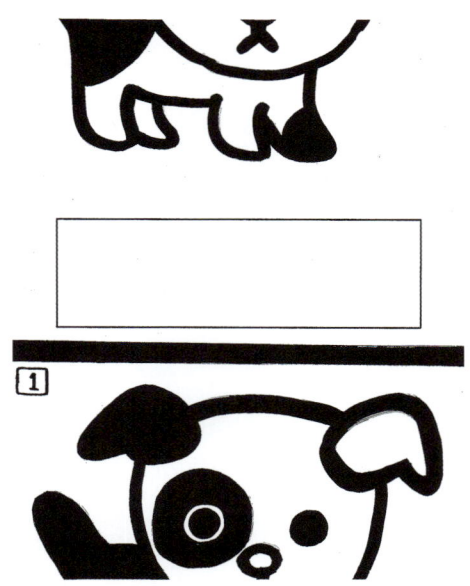

図5　指導者が作成した工作

　また，「わかる・できる」という達成感をもちやすくするためのさまざまな配慮も行っています．たとえば，「書き」に苦手さがある子どもでは，書かせて回答させるのではなく，「シールを貼って回答」「〇をつけて回答」などのように作業の負担を減らす配慮を行っています．低学年で筆圧が低い子どもの場合は，文字や線を書く際に，ゲルマーカーなどの書きやすい筆記用具を用いています．工作では，不器用さによりすべてを線通りに切ることが難しいため，事前に細かい箇所を切っておき直線部分だけを切らせるようにしたり，切る箇所にマーカーで色をつけてわかりやすくしたりしています．軽く折り目を入れておき，折り目が曲がらないような配慮も行っています．クラスによっては不器用さがより顕在であるために市販の切り貼り工作を用いることが難しい場合もあります．そのような場合には，指導者が独自に作成した直線切りをして貼り付けるだけで完成するという簡易な形式の工作を使用することもあります（図5）.

　プリント課題は，同じクラスの子どもであっても言語レベルや読み書きの状態によって異なる課題を行っています．たとえば，わかることばの数が少なく，文字の読みもまだ習得できていない子どもには「りんご」や「犬」など，日常的によく耳にする名詞を用いた絵と絵のマッチング課題を行います．文字は読めているが，わかることばの数が少ない子どもには「ひこうき」「もも」などのわかりやすい名詞や「はしる」「たたく」などの動詞が単語で書かれた文字カードと絵を一致させるプリントを行います．日常的なことばの理解が概ねできており，文字の読みもできている子どもには，「あしでこぐ」など，二語文程度の説明が書かれた文字カードと絵を一致させるプリントを行います．このように，それぞれの子どもの特性と目標に応じて課題を選んでいます．

（竹下　盛）

Column　自立に向けて気持ちを支える

　学童期から思春期，青年期へと成長するとき，定型発達の人と同様にさまざまな心の発達がみられます．たとえば，ダウン症児・者が自分の意見をうまくことばで伝えにくい場合，2択で質問をしてどちらかを答えることで，気持ちを伝えてもらうことはよい手法の一つです．しかし，思春期の年齢になったとき，次第に言わないことが増えてくることがあります．その場合に，反抗的になったと保護者が考えることがありますが，しかし，提案された選択肢の中に自分が選びたいものがなく，第3の選択肢を考え始めたのかもしれません．もしそうだとしたら，それは成長の証拠だと考えられ，頭ごなしに，「早く言いなさい」と急かすことはしないほうがよいです．自分で自らの意見や気持ちを述べるには語彙が豊富なことも大事ですが，相手から無視されず，受け入れてもらっているという対等の関係が必要です．つまり，ダウン症児・者のプライドを傷つけず，大人扱いする必要があります．言語発達が遅くても，年齢が長ずるに従って伝えたい気持ちは増してきます．うまく伝わらないことが重なると，どこかでイライラを爆発させることもありますが，もっとも厄介なのは伝えることを諦めてしまうことです．こういうことが重なってくると，殻に閉じこもることや，抑うつ状態になる場合もあります．態度でしか表現できない場合には，本人の気持ちを周囲がことばで言い直してあげることも大事です．そういったことが，成人期に向けて彼らの意欲を育てることにつながると思います．

（玉井　浩）

1 自律神経発達の弱さを補う援助

POINT

❶ 自律神経機能不全のため，暑さや寒さに対する配慮が必要である．
❷ 家庭や園で紫外線に対する知識をもち，日焼けを防ぐ．

ダウン症児は 21 番染色体が過剰に存在するために，体の機能にさまざまな未熟な点があります．そのため，暑さや寒さに対する自律神経の調節機能も不十分になり，日常生活では体温調節に細やかな配慮が必要です．

1 寒さへの支援

ダウン症児は，冷えやすい体質をもっています．冷え症の要因は，低緊張による血液循環の悪さや自律神経機能不全です．末梢循環が悪い兆候として，口唇の乾燥・亀裂・出血，皮膚の大理石紋様，そして手足のしもやけなどがあげられます．

寒さに対しては，鍛えるという考えではなく，まず冷やさないことが大切です．マッサージやビタミン E，A 入り保湿クリーム，ビタミン E，C の経口摂取で守ります．ビタミン E は血液循環を良好にし，ビタミン A は保湿効果があります．ビタミン C は，ビタミン E の働きを助けます．さらに，赤ちゃん体操で体力をつけ，自律神経機能の成長を待つという構えで対応していく必要があります．

2 暑さへの支援

自律神経の機能不全によって，暑い季節では体に熱がこもり，体温が上昇します．そのため気温の高い日の活動には，工夫が必要になります．戸外やベビーカー，チャイルドシートで長く過ごすときは，図1 のような手作りリュックに保冷剤を入れると有効です．

3 紫外線対策

紫外線は，しみ・しわ・たるみといった美容上の問題にとどまらず，皮膚がんや白内障の原因にもなります．また，紫外線によって脳の視床下部がストレスを感じると自律神経のバランスがくずれ，疲れを感じたり，ウイルスへの抵抗力が低下します．

ダウン症児は，日焼けをしても，肌が赤くなるのに黒くならない肌質の子どもが多く，このよ

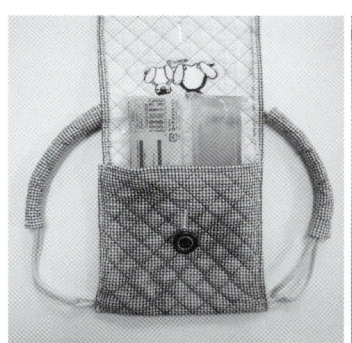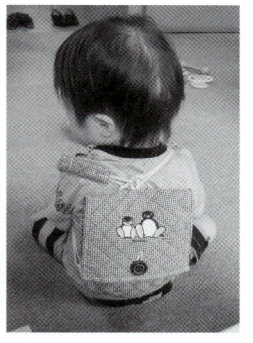

図1 保冷剤の入った手作りリュック

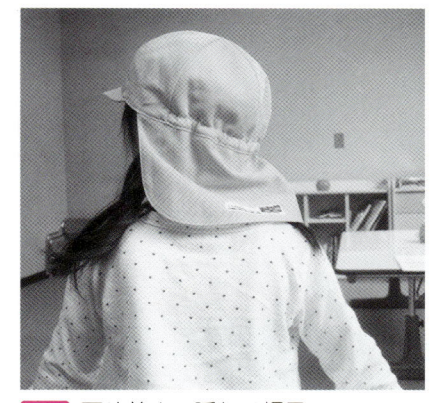

図2 耳や首まで隠れる帽子

うな肌質では，すぐ黒くなる人に比べ，紫外線による DNA の損傷が大きくなります．また白内障を早期に起こしやすく，活性酸素の影響を受けやすいなどの点から，家庭や集団参加の場面で上手に紫外線からの被害を予防することが必要です．

　日焼け止めクリームの効果は，「PA（protection grade of UVA）」と「SPF（sun protection factor）」という指数で示されます．「PA」は皮膚の奥まで届いて老化を促す紫外線 A の，「SPF」は DNA を傷つけ皮膚がんの原因となる紫外線 B の防止効果を示します．クリームを塗るときは，少なめに塗ると表示された紫外線防止効果は期待できません．使用量を把握して，首筋や手の甲，耳の後ろも忘れずに塗ってあげましょう．クリームはこまめに塗り直すことも大切です．園でも，戸外で過ごすときは，家庭と連携して日頃から使用している日焼け止めクリームを使いましょう．

　生活のなかで子どもを紫外線から守るためには，次のことに注意しましょう．まず，肌の保湿に気をつけ，乾燥肌を避けます．紫外線量が多い 10〜14 時の時間帯は長時間，戸外での遊びや外出をさせないよう配慮しましょう．また，紫外線反射率（照り返し）の点から，コンクリートの上で遊ぶことは避け，芝生や土の上，木陰の多い所を選んで遊ばせます．ベビーカーに乗せるときは，紫外線の地表からの照り返しに注意しましょう．戸外で遊ぶときは，耳や首まで隠れる帽子や長袖の上着が紫外線防止に有効です（図2）．水遊び（プール）は，遮光ネットを張るなど日陰で行い，長袖の水着または水着や肌の上に UV カットの長袖上着（ラッシュガード）を着せましょう．

　日焼けをしてしまったら，そのまま放置せず，すぐに対策をとることが大切です．まず，肌を冷やし，皮膚の乾燥を防ぐためにローションで保湿します．

　食事では抗酸化作用のあるビタミン E，C，CoQ10，ポリフェノールなどを含む食品を摂るよう心がけます．日焼けをすると，免疫機能が落ち，感染症にかかりやすくなります．無理をさせず，睡眠・食事を規則正しくとるようにしましょう．

🌸 **参考文献** ●●

・市橋正光：紫外線 Q&A―お日さまと仲良くつき合う方法．シーエムシー出版，2002

（玉井るか）

2 集団生活で「わかる」「支える」支援

POINT

❶ ダウン症児が活動に参加できるようになるためには，個別の支援が必要である．

❷ 理解を促すよう先生の支援の方法を工夫する．

❸ 参加の仕方をスモールステップで教える．

1 集団に参加するための基礎的な支援

　ダウン症児に対する療育は生まれてすぐから始まり，療育のなかでは早期療育が進んでいます．その効果もあり，3歳のころには多くのダウン症児が歩行を獲得し，ことばも出始めます．このころに保護者は，児童発達支援センターから保育所や子ども園また幼稚園での統合保育を希望するようになります．

　保育所・子ども園・幼稚園での生活を始めると，ダウン症児は友だちの遊びや友だちのしていることをまねるなど目覚ましい発達を示します．しかし，ダウン症児の特性である，筋緊張の低さから姿勢保持の弱さや身体の疲れやすさ，手指や全身の不器用さ，また，知的な理解力の弱さ，ことばの理解や表出言語の弱さなどがあるために，さまざまな視点からの個別の支援が必要になります．

　以下に述べる支援は，ダウン症児の「わかる」から「しっかりわかる」につながり，「しっかりわかる」ことが「自分でできる」につながっていきます．このしっかりわかって自分でできる力は将来の自立につながります．

ⓐ 環境構成での支援（物的環境の支援）

　環境面の支援は，園生活に早く適応するためにも大切であり，自分の居場所やするべきことがわかることは，情緒の安定につながります．また，自分でできることが増えるため，先生の負担の軽減にもつながります．ここでは，ごく基本的な環境面の支援である，①靴箱や靴，②机と椅子，③出席ノート，④ロッカーやお道具箱について説明します．

①靴箱や靴の工夫

　ダウン症児が，自分で靴を片づけられるように，見つけやすく入れやすい位置の棚を選び，下駄箱にわかりやすいマークや目印をつけます．さらに，身長に配慮して，手が届きやすい高さや位置にします．

　視力に問題のある子ども（近視，遠視，乱視，斜視，眼振など）には，下駄箱の位置を工夫し，見やすい大きさやわかりやすい色のマークやビニールテープで目印をつけて見つけやすくします（図1）．このような環境の工夫により，子どもが自分で靴を片づける意識を育てます．

ダウン症児は低緊張のため，扁平足で疲れやすいのも特徴です．園によっては部屋の中では裸足で過ごすことが多いのですが，足の成長から考えると，上靴・下靴とも足首が固定されるハイカットの靴を使うことをお勧めします（図2）．ハイカットの靴は，子どもの歩き癖や身体のバランスを安定させます．整形外科医や理学療法士（PT），作業療法士（OT）に相談すると適切なアドバイスをもらえます．

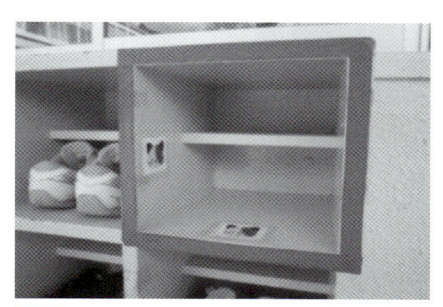

図1 靴箱の強調

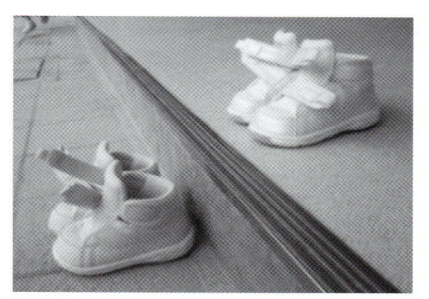

図2 ハイカットの靴

②机と椅子の工夫

自分の立つ位置などをわかりやすくすると，居場所がわかり，安心して生活できるようになります．マークを使い，椅子や机，グループの場所・並ぶ位置をはっきりとさせることで，子どもは自分のいる場所を探したり不安になることが少なくなります（図3）．席がいつも決まっていてすぐ座ることができると，先生の指示を聞きやすく，また周りの友だちのしていることを見やすくなるので，自ら進んで動く支援につながります．このように子どもの場所や椅子を明確にすることは，自分の力で行動する力にもつながります．

椅子の高さ・奥行きも大切です．椅子の高さの調整や奥行きの調整により，体幹の安定性が改善され足底を床にしっかりつけることができます．

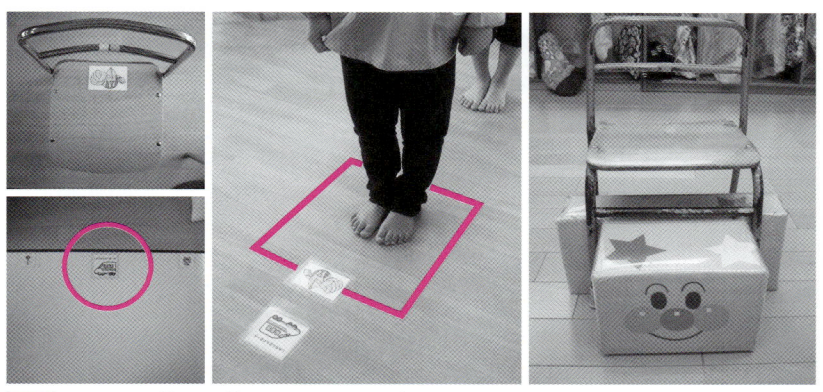

図3 マークを使い，椅子，机，場所がわかるようにする

③出席ノート

出席ノートの活動は毎日取り組めるため，子どもにとってわかりやすい活動です．子ども自身が数字や曜日に興味をもち，シールを貼れるように支援していきます．

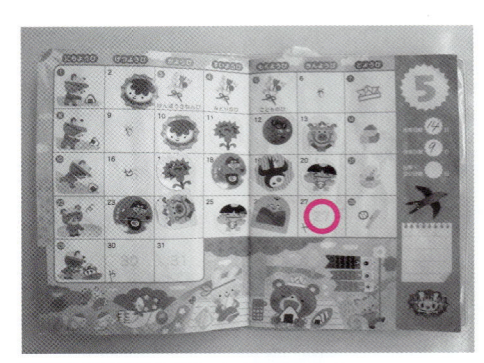

図4　印（○）を書いた出席ノート

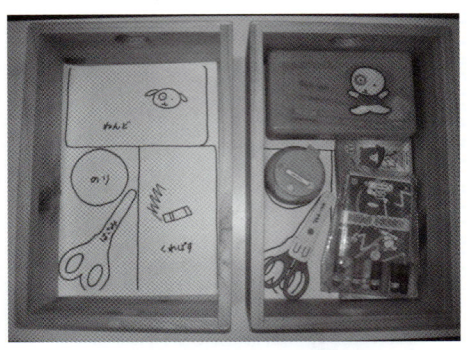

図5　片づける位置がわかりやすい道具箱

　加配の先生は，子どもが見てわかるように子どもと同様の出席ノート（モデルノート）を作成します．加配の先生は，子どもに曜日がわかるようにモデルノートに印（○）をつけながら提示します．次に出席ノートの曜日を指さし，ゆっくりと確認しながら印（○）を書き，シールを貼らせます．帳面コーナーがある場合は，その場所で加配の先生と一緒に準備し，同様に印（○）を付けてシールを貼ったあと，モデルノートと比べながら確認の学習をします（図4）.

　シールを指定された場所に貼るため，スモールステップで教えていきます．シールを何回も貼りたい子どもや，好きな場所に貼りたがる子どももいます．最初は子どものしたいことに合わせ，あせらず・ゆっくり毎日楽しく繰り返しながら，子ども自身がシールをどの場所に貼るのかわかるようにしていきます．

④ロッカーや道具箱（図5）の工夫

　ロッカーは子ども自身が見つけやすい端にある入れやすい位置を選びます．自分で自分のロッカーがわかり，鞄や衣類などを片づけられるようにします．このようにすると加配の先生が支援しやすいということもあります．また，道具箱は粘土やはさみなどをどこに置くのか図や写真で示し，子どもが見てわかり，自ら出し入れできるようにしていきます．

ⓑ集団生活をわかりやすくするための先生の対応と感染対策（人的環境の支援）

　ダウン症児の毎日の生活をわかりやすくし，そして自分でできることを増やすためには，環境構成の支援だけではうまくいきません．かかわる先生の対応にも工夫が必要です．ここでは，日常のかかわりのなかで先生が子どもを徐々に集団に参加させるための工夫と，感染対策を含むマスク着用時のかかわりの工夫について説明します．

①生活場面をわかりやすくするための先生の対応と工夫

　保育所，幼稚園にダウン症児が入園すると，多くの場合，1対1で先生が加配されます．加配の先生は入園当初の生活をすべて支援します．しかし，クラスや活動に慣れてきたときは，できることは見守り，一部手伝えばできるところは，子どもにやらせてみる，先生も支援の仕方を変えていく必要があります．

　たとえば，入園当初の不安な時期は抱っこをして情緒の安定を図ります．しかし，徐々に園にも慣れ，自分の席もわかり座れるようになれば，絵本の読み聞かせを聞くときは抱っこをせずに，椅子に座って一人で聞くようにし，先生は子どものそばで見守ります．このように手助けの頻度や子どもとの距離を考えます．

②感染対策のマスク着用時のかかわり方の工夫

集団生活のなかでは，流行性ウイルスなどの感染対策として先生のマスク着用が必要不可欠な場合があります．ダウン症児にとっても感染対策は重要です．しかし，彼らの音の弁別や聴覚的短期記憶の弱さ，イメージの弱さを補うためには，先生がマスクを着用する際にも工夫が必要です．

先生がマスクを着用しているとき，ダウン症児は先生の表情がわかりにくくなり，声も聞き取りにくくなります．子どもが大人の表情やことばの雰囲気を理解するには，先生が声の強弱，声の大小，イントネーション，リズムをつけて話すことが重要です．その場の雰囲気も演出し，遊びややりとりを明るく楽しいものにします．

口元や表情が見えない「手遊び」「歌遊び」「リズム遊び」などでは，マスク着用時の聞こえにくさを補うため，意識的に通常より歌や動作もゆっくり，はっきりと大きな声で行います．イントネーションやリズムをつけて，子どもが模倣しやすい動作を工夫します．また，先生のことばがけは，ことば以外の情報である指さしや実物・絵カードなどをゆっくり見せながら具体的に行い，短く・わかりやすいことばを使います．

2 遊びへの取り組みの支援

ダウン症児は不器用さやイメージの弱さ，言語発達の遅れがあり，それが遊びにも影響し，遊びたい気持ちはいっぱいあるのに，遊べない状況が出てきます．また，歌や遊びが覚えられなかったり，構成遊び（積み木やブロックなど）では，積み上げようとしているのに倒してしまったりします．ごっこ遊びでもままごと道具が小さい物であると扱いにくく，日々の遊びのなかでは達成感をもちにくいことが多くあります．

ここでは，子どもが達成感をもてるような遊びの工夫や，個別の支援から集団に参加できるための視点を紹介します．

ⓐ 手遊び・歌遊びを通して

ダウン症児はリズム感のよい子が多く，身体を使った遊びやリズム遊びが好きです．自由遊びのなかで，先生と一緒に簡単な手遊びをしたり，「ぞうさん」や「カエルの歌」などの歌詞が簡単な歌を一緒に歌うと，ダウン症児と早く仲よくなることができます．入園当初などが効果的です．

またダウン症児は，一般的に聞いて覚える聴覚記憶より見て覚える視覚記憶のほうが良好です．そのため，視覚的な手がかりがあると歌詞を予測し，知っている単語はイメージして歌うことができます．子どもが自分で歌って遊べるように歌詞カードの絵を「指さし」しながら歌うと，今何を歌っているのか理解できます．ペープサートや歌の紙芝居を利用するのも楽しいものです（図6）．

個別的なかかわりを通して親しみをもった歌をクラス全員で歌うようにすると，知っている歌なので積極的に参加できるようになります．

ⓑ 造形の支援：不器用さを助ける

ダウン症児は低緊張のために不器用さがあり，造形の基本的な行動である「切る」「折る」「描く」

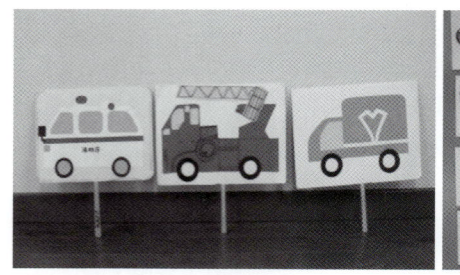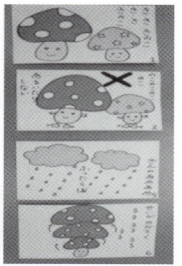

図6 歌うときの視覚的手がかり

に助けが必要です．ここでは不器用さへの支援と，イメージをもって造形活動に参加するための支援の方法を紹介します．

①はさみや鉛筆の補助具の支援

ダウン症児は，手指を使う活動では不器用さが目立ちます．はさみで紙を切るときは，はさみを握り，紙が切れたらはさみを開かねばなりませんが，このような動作でも不器用なためにうまく切ることができません．

不器用さを補うには，持ちやすく，かつバネがついて開きやすい「バネ付きはさみ」（市販されている）を使います．また，鉛筆やクレヨンも握りやすいもの（三角鉛筆・鉛筆にすべり止め・太めのクレヨンなど）や描きやすいもの（6B 〜 2B の鉛筆・やわらかいクレヨンなど）を用意して，活動の負担を少なくします．

②折り紙の支援

ダウン症児は，折り紙を折ろうとしても薄い紙をうまく扱うことができず，ぐしゃぐしゃにしたりします．設定保育のなかでは季節ごとに異なった作品を作ることが多く，折り上げるには手続きが長く，途中で何を作っているか忘れてしまいます．子どもは折り紙への意欲はあるのに，うまくいきません．

折り紙を完成させるためには，厚手の折り紙にし，また先に先生が折線をつけておくなどすると，不器用さが軽減され，子ども自身も満足感がもてます．

折り紙の工程が多いと，子どもは折り紙遊びの意欲まで失くします．そこで，ダウン症児が記憶できる 3 つ程度の折り方の手順表を使い折ります．同じ折り方で違った作品を作ることで，不器用さや手続き記憶の弱さを補うようにします．図7 に示した折り方は，「ねこ」「チューリップ」「金魚」「しょうぶ」などに応用ができます．先生も子どもと一緒に折りましょう．先生の作品と比べたりするのも子どもの楽しみになります．同じ折り方で色々な作品を作ることは，子どもに達成感をもたせ，繰り返し何度も折ることができるので，やがて，一人で折れるようになります．

③絵の支援

ダウン症児は，語彙が少ないためにことばを聞いてもすぐにイメージ化することができません．たとえば，遠足で万博公園に行き“太陽の塔”を見てきて，次の日「昨日，太陽の塔があったね」といわれても，“太陽の塔”が何だったかことばでわかりにくく，太陽の塔を思い浮かべることができません．

イメージのない子どもが，絵を描いたり作ったりすることはとても難しく，造形活動では何を

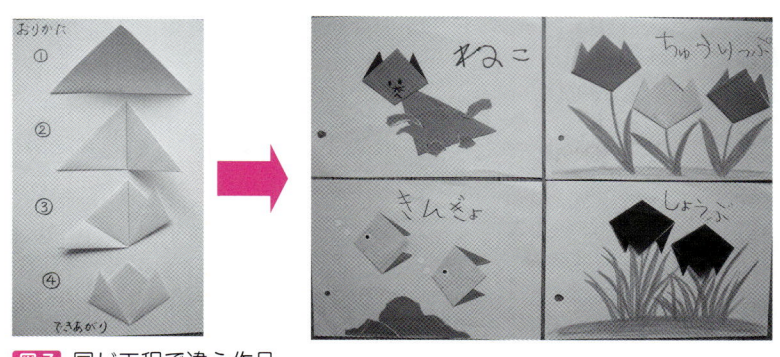

図7 同じ工程で違う作品

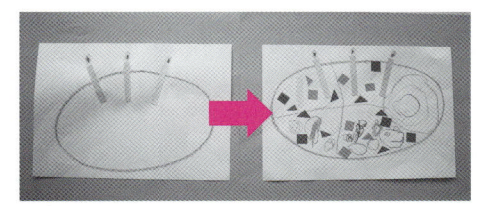

図8 手がかりがあるとわかる絵
ケーキをイメージし飾りを作る.

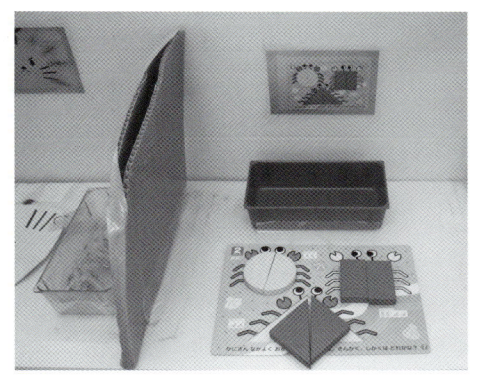

図9 子どもに合わせたコーナー

しているのかわからない場合があります．先生は何を描くのか，何を作るのか，わかりやすい手がかりをもたせる必要があります．

　図8のケーキの絵は，画用紙にあらかじめ丸い形と3本のローソクが貼ってあり，子どもが「ケーキを作っている」というイメージを持ちながら飾り付けをしていきます．完成した絵を見て「ケーキができた」と感じられるようになります．このように，イメージをもちながら描くことが大切です．

ⓒ コーナー遊びの支援

　ダウン症児が自由遊びや一斉活動に参加できにくいときに，対象児用のコーナー遊びを用意しましょう（**図9**）．コーナーには，手先を使う遊び（ペグさし，シール，パズルなど）で操作がしやすい遊具を用意し，子どもの手指の巧緻性を高めます．このときの先生の配慮は，彼らは不器用で最初に失敗するとあきらめてしまうため，最初のうちは先生が手伝い，「できた」という実感を大切にすることです．たとえば，パズルの向きをはめやすくして渡したり，子どもの横に置き，探さなくてもよいようにします．

ⓓ 絵本の支援

　ダウン症児は絵本も大好きです．好きな絵本の興味のある絵や写真を「あっ……」と言って指さしたり，大人に視線を送ってくれたりします（**図10**）．しかし，保育所や幼稚園の先生との絵本

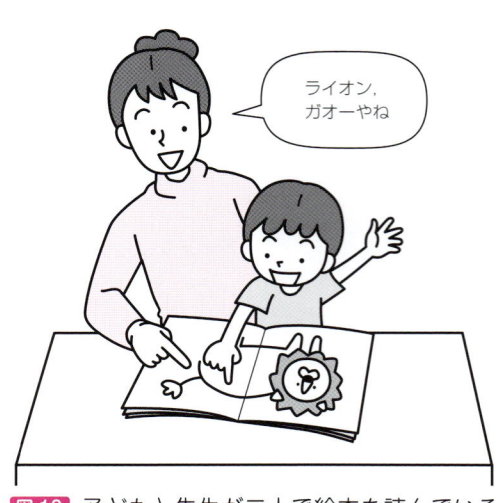

図10 子どもと先生が二人で絵本を読んでいる場面

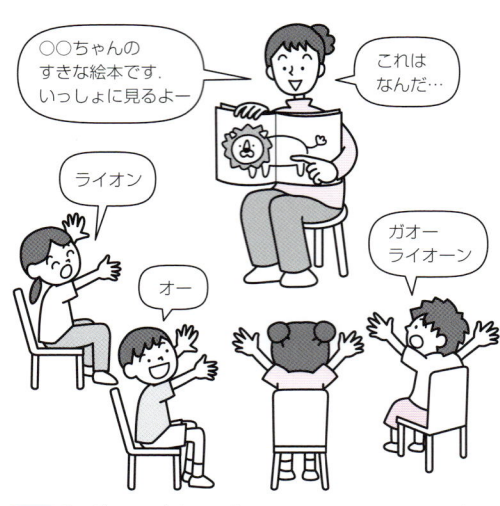

図11 ダウン症児を含めたクラスの子と一緒に絵本を見ている場面

の読み聞かせの様子をみていると，書かれていることばや物語をそのまま読んでいることが多く，子どもは聞いているだけになります．個別の時間に絵本を使い，ことばのやりとりをしましょう．子どもが指さししたら，その名前を答えてあげましょう．絵本はことばと絵がつながりやすく，ダウン症児がことばを学ぶチャンスにつながります．

次に，個別で読んだ絵本を，クラスに「……ちゃんの好きな絵本です．みんなも一緒に見ましょう」と取り入れることで，子どもは一緒に読み聞かせが聞けるようになります（図11）．

ⓔ 散歩・遠足など歩く活動の支援

散歩・遠足など園外に出かけるときは，目的地と行先でする活動を視覚的な手がかりを使い事前に伝えることが大切です．たとえば，園から近くの公園への散歩では，公園の目印になるものや，子どもの好きな遊具などを写真に撮って，公園に行くことを知らせておくことも有効です．公園まで自力で歩けないときには，ベビーカーに乗せて行き，目的地の近くになったら写真と公園を見比べさせて「ほら，公園だよ」とことばかけをしてベビーカーから降ろし，公園まで先生や友だちと歩きます．目的をわかったうえで歩くことが，子どもの歩く意欲を助けます．

（中島順子）

3

実践編
インリアル・アプローチ

1 インリアル・アプローチとは

POINT

❶ 言語発達の遅れた子どものために開発されたのが，インリアル・アプローチである．

❷ インリアル・アプローチでは，大人が子どもとのよいコミュニケーションの方法やことばかけを学ぶ．

1 インリアル・アプローチとは

　INREAL（インリアル）・アプローチとは，INter REActive Learning and communication の略で，大人と子どもが相互（inter）に反応（reactive）し合うことで，子どもの学習（learning）とコミュニケーション（communication）を促進しようとするものです．インリアル・アプローチは，1974 年にコロラド大学の R.Weiss 博士によって開発された言語発達の遅れた子どものための言語・コミュニケーション・アプローチです．言語発達の遅れがあると就学後に LD（学習障害）となる可能性が高いことから，予防的プログラムとして開発されました．日本への導入は，1979 年のコロラド大学のワークショップへの参加から始まり，1985 年に日本 INREAL 研究会を設立し現在に至っています．

　コミュニケーションは，話し手と聞き手の相互の協力があって初めてうまくいきます．インリアル・アプローチでは，子どものコミュニケーションの問題に目を向けるだけではなく，聞き手であり援助者である大人のコミュニケーションの能力にも目を向け，まず大人が自分のかかわり方やことばかけを，ビデオなどで録画し，その録画場面を用いて検討していく方法をとります．大人のかかわり方やことばかけを子どもの能力に合わせて調整することで，子どもとのコミュニケーションが成立しやすくなり，その結果，子どもが伝えることへの自信と自発性をもつというのがインリアル・アプローチの考え方です．

2 インリアル・アプローチの対象

　インリアル・アプローチでは，幼児から成人まで，ことばをもたない段階から会話の問題までを対象にしています．コミュニケーションの視点から，援助者の態度やことばかけの長さや内容なども含め，子どもと支援者との相互作用の改善と支援を目的にしています．

　コロラド大学では，就学後の LD 予防として言語発達の遅れた子どもへの言語・コミュニケーション支援と学習支援を目的に実践研究が行われてきました．日本では，前言語期にとどまる子どもへのコミュニケーション支援から始まり，言語習得期にある子どもの言語習得，また知的能力の高い自閉スペクトラム症（ASD）児の語用論的な能力の向上というところまで行っています．

ダウン症児は幼児期から学童期を対象にしており，前言語期段階の子どもにはことば以外での
コミュニケーションに気づかせること，ことばの習得期からは話しことばによるコミュニケー
ションを目指しています．

3 インリアル・アプローチの特徴

インリアル・アプローチの特徴は次の4点にあります．子どもの主体性を尊重し，子どもか
ら遊びやコミュニケーションを開始できるようになることを大切にしています．また，前言語期
に注目し，ことば以外の方法による前言語伝達手段による伝達から始めます．分析方法は，語用
論的な観点からの意図分析，会話分析を用います．

① コミュニケーションの視点：対象児と支援者との観点
② 主導権を子どもにもたせる：主体的なコミュニケーション支援
③ ことば以外の伝達：ノンバーバル・コミュニケーションの促進
④ 語用論的側面：会話における発話者の意図と解釈に注目した会話分析

4 実践における方法

ⓐ SOUL(ソウル)

支援者の基本姿勢として SOUL(ソウル)があります．SOUL はカウンセリングにおける受容
的態度を具体化したものです．子どもとの信頼関係を築くためには，子どもに安心感を与える必
要がありますが，ことばの問題がある子どもに対し，ことばの発達を促そうとむやみにことばを
かけたり，させようとしたりすると指示的なことばかけが多くなり，語調まで強くなりがちで
す．子どもとの信頼関係を築くには，まず，ゆったりとした静かな雰囲気のなかで，静かに見守
り(silence)，よく観察(observation)し，そのうえで子どもの気持ちや発達レベルや言語コ
ミュニケーション上の問題を理解(understanding)します．そして，まだことばの出ていない
子どもであっても，子どもの伝えようとしていることに心から耳を傾ける(listening)という態
度をもつことが大切です．インリアル・アプローチでは，子どもとの出会いの場面や実践では，
SOUL の姿勢(表1)を取るようにします．

ⓑ 会話の原則

会話をうまく進めるためには，ことばを話せるだけではなく，話し手と聞き手が交互に話すこ
とや相手に合わせることなど，相互作用をうまく行う力が必要です．まだ，うまくコミュニケー
ションできない子どもでは，まず大人が会話の原則を守り，子ども自身のペースで大人との会話

表1 SOUL

S/silence	子どもを静かに見守り
O/observation	子どもの興味や遊びを観察し
U/understanding	子どもの気持ちや発達のレベルや問題を理解し
L/listening	子どものことば，視線や行動からのサインに十分耳を傾ける

表2 会話をスムーズに行うための原則 —会話の原則—

1. 大人が子どもの発達レベルに合わせる
2. 大人は会話や遊びの主導権を子どもにもたせる
3. 大人は子どもが始められるように待ち時間をとる
4. 大人が子どものリズムに合わせる
5. 大人は遊びや会話を共有し，コミュニケーションを楽しむ

表3 指示的なことばかけ

保護者・先生のことばかけ	言語機能
「お道具箱から，のりとはさみをもってきてください」	指示
「トイレに行きましょう」「片づけをしましょう」	指示
「もう一口食べてね」「本をもっておいで」	要求
「靴　反対よ．靴　反対！」「残さないよ」「あぶないよ」	注意
「叩いたらダメ！」「勝手に行きません」	禁止

や遊びを楽しめるようにします（表2）．会話の原則は，言語学者の P.Grice による会話の公理を参考にしたものです．インリアル・アプローチでは，大人が子どもとのコミュニケーションを援助していきますが，大人が指導するというより，子どもの伸びる力をうまくとらえて，言語とコミュニケーションの観点から援助をしていく方法です．そのために，大人はよきコミュニケーターの役割を果たすことが求められます．

ⓒ ことばかけの技法：言語心理学的技法

日常生活においては，ことばの遅れのある子どもに対して，どうしても指示や禁止，注意が多くなります．たとえば，保育所・幼稚園の生活を考えても，先生は子どもに集団生活に参加してもらうためには，「今，何をするべきか」を伝えなければならず，「ここに座って（指示）」「お道具箱からのりとはさみをもってきて（指示）」「触ってはいけません（禁止）」などが多くなりがちです（表3）．

ⓓ 指示や禁止を減らして，言語心理学的技法を使う

子どもと遊びや会話をするときには，指示や禁止などのことばかけをできるだけ減らし，子どもを肯定し認めることばかけやことばの意味や文法を助けることばかけをしましょう．

インリアル・アプローチには，言語とコミュニケーションの援助方法として言語心理学的技法があります（表4）．言語心理学的技法は育児語研究を参考にしたもので，7つの技法からなり，おおむね3歳までの言語発達を視野に入れています．言語心理学的技法は子どものことばやコミュニケーションを援助することばかけや反応の技術であり，これらの技法には，指示や質問が含まれていないのが特徴です．ただし，会話が少しできるようになった子どもには，新たな技法である限定質問，提案，ト書き発言などのことばかけも合わせて使います．大人は子どもとかかわるときには言語心理学的技法を意識して使うようにし，ことばとコミュニケーションを支えます．

【ことばかけの例】

次のトランスクリプト（表5）は，ダウン症児に対して，先生が言語心理学的技法を使って応答

表4 言語心理学的技法

ミラリング	子どもの行動をそのまま，まねる
モニタリング	子どもの声やことばをそのまま，まねる
セルフ・トーク	大人自身の行動や気持ちを言語化する
パラレル・トーク	子どもの行動や気持ちを言語化する
リフレクティング	子どもの言い誤りを正しく言い直して聞かせる
エキスパンション	子どものことばを意味的，文法的に広げて返す
モデリング	子どもが伝えたいことを表現するための適切なモデルを示す
新しく加えた言語心理学的技法	
限定質問	誰，どこ，いつ，どっち，はい／いいえなど質問を限定して答えやすくする
提案	子どもの文脈（会話の流れ）を変えずに，遊びや話題の展開を提案する
ト書き発言	会話の前提や状況，文脈などを説明する

表5 言語心理学的技法を使ったことばのやりとり

子ども		大人	言語心理学的技法
電車を連結しようとする	→	「T君が電車連結するよ」	パラレル・トーク
できずに大人に「ん」と差し出す	→	「電車，つけて」	モデリング
「えんちゃ　つてて」	↗	「でんしゃつけて．言えたね」	リフレクティング
「オッ！」と手をあげ，電車を動かす	→	「スタート！」	パラレル・トーク
後ろを見る	↗	「先生の電車もスタート！」	セルフ・トーク
「いっちょ」と笑う	←	「T君と先生，電車一緒」	パラレル・トーク
「ママ，バイバイ！」と手を振る	→	「ママ　バイバイ〜」	モニタリング

している例を書き出したものです．子どものすることをよく観察し，今していることを言語化したり（パラレル・トーク），今子どもが言ったことばを拡充（エキスパンション）したりします．矢印の方向はやりとりの開始と反応の向きを示しており，子どもが遊びやコミュニケーションを開始し，大人が応答するようにしています．このように，子どもの主体性を尊重することで，子どもの自発性を育てます．

5　ビデオ分析

　子どもとの遊びや会話の場面をビデオに録画し，その録画場面を用いてインリアル・トレーナーやインリアル・スペシャリストと一緒にビデオ分析を行い，両者のコミュニケーションの問題を相互関係的に評価していきます．分析は，分析者と被分析者，ほかに数人のメンバーで構成されます．分析は，場面全体をみて行うマクロ分析と，トランスクリプト（継時的記録）によるミクロ分析があります．

ⓐマクロ分析

　マクロ分析は，15分ほどのビデオ場面を見ながら，子どもと大人（援助者）の言語・コミュニケーションについて評価していくものです．表6は表5の場面のマクロ分析を行ったものです．援助者は基本項目，チェック項目等を念頭におきます．基本姿勢のチェック項目の大項目は，①

表6 マクロ分析表

	子ども	大人
評価	認知・遊び ● 電車を連結することを知っている（象徴遊びレベル） 言語・コミュニケーション ● 子どもが遊びを開始している ● ノンバーバル（渡す，ジェスチャー等）を使っている ● 発音が不明瞭 ● 要求は「ん」で示し，ことばで言えない ● 大人の二語文を取り入れている	基本姿勢 ● 子どもに主導権をもたせている ● ゆっくりとかかわっている ● 子どもとの遊びを楽しんでいる ことばかけ ● 言語心理学的技法を使っている 　セルフ・トーク 　パラレル・トーク 　リフレクティング 　エキスパンション 　モデリング　　など ● エキスパンションをしていない
目標	● 要求をことばで伝える ● 二語文で表現できる	● ことばかけだけではなく，電車を使いミラリングをして共感を伝える ● 模倣しやすいことばを選んでエキスパンションをする

基本姿勢，②子どもとの遊び，③ことばかけ，④ことばの周辺要素からなり，大人（援助者）が気をつける項目を整理したもので，最初のビデオ分析でチェックします．対象児についてはコミュニケーションの4つの段階を参考にして，発達のレベル，言語とコミュニケーションの力を評価します．

　待ち時間や子どもとのリズム，意図の読み取りがうまくできているか，ことばかけの量と質等について検討し，次回のかかわりの目標を決め，その目標に沿って子どもとかかわり，ビデオ録画を行っていきます．実践とビデオ分析を交互に繰り返すプロセスがインリアル・アプローチの特徴です．

❺ミクロ分析

①ビデオ分析の基礎理論

　インリアル・アプローチは言語・コミュニケーションの支援方法であり，ビデオ分析には，語用論的な観点が含まれています．語用論は実用論とも呼ばれるものです．意味論では文脈や状況から切り離してことばの意味を研究しますが，語用論は会話の中で発話者の発話の意図や聞き手の解釈を分析していきます．先に述べた会話の原則も語用論の視点から生まれたものです．

　ビデオ分析では，子どもと大人（援助者）のやりとりをトランスクリプトに書き出し，意図が伝わっているかという観点から分析します．そのうえで，援助者が子どもの意図に添うようなことばかけができているかを意図分析の手法を用いて分析していきます．

②意図と伝達意図

　インリアル・アプローチでは意図ということばをよく使いますが，意図というときには2つの意味があります．たとえば，テーブルの上にあるくまのぬいぐるみを取ろうとして，思わず「ん，ん」と声を出しているときは"取りたいという意図"ですが，同じ場面でもお母さんのほうを見て，「ん，ん」と声をかけるのは"お母さん取って"という"伝達の意図"になります（**図1**）．

　私たち大人は，子どもの取りたいという意図も察して取ってあげるでしょう．しかし，少し待

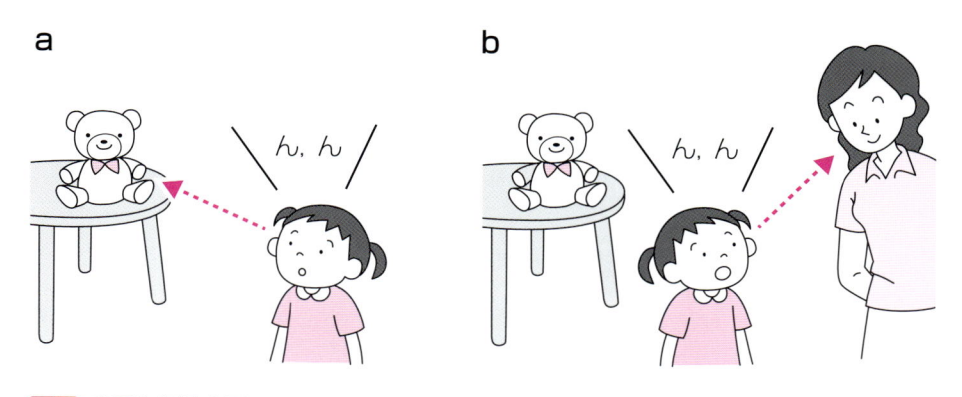

図1 意図と伝達意図
(a)取りたいという意図, (b)「取って」という伝達意図

表7 待つことで子どもが伝えてきたやりとり

意図	子ども		母親	意図
電車を連結したい	電車を連結できず「んん」と言う	→	見ている（待つ）	つけてと言うかな？
電車つけて（要求）	「ん」と電車を差し出す	→	「お母さんがつけるね, 連結できた」	わかったよ（承諾）

表8 意図が読み取れなかったやりとり

意図	子ども		先生	意図
電車つけて（要求）	電車を連結できず, 大人を見て「アッ」と言う	→	「どうしたの, 何？」	意図がわからない（質問）
電車つけて（要求）	「ん」と電車を差し出す		「先生に電車くれるの？」	差し出された意図がわからない（質問）

表9 意図が読み取れたやりとり

意図	子ども		先生	意図
電車つけて（要求）	電車を連結できず, 大人を見て「アッ」と言う	→	「先生が電車つけるんだね」	わかったよ（承諾）
電車つけて（要求）	「ん」と電車を差し出す		「先生つけるね, 連結できた」	わかったよ（承諾）

つことで, 子どもは自分で取れないことがわかると, お母さんに向かって「取って」と伝えるようになります. 自分からコミュニケーションを開始する, インリアル・アプローチでは子どもが主導権をもつことを尊重しています. そのためには, 大人は子どもの意図を理解し, 少し待つようにします. 次のトランスクリプトは, お母さんが子どもの開始を待った場面です（表7）. 表8と表9の2つのトランスクリプトは, 伝達意図を理解して応じている場面と伝達意図がわからなかった場面です. 意図分析を行うことで, 子どもの意図や伝達意図を考え, 伝達意図に添った反応ができるようにしていきます.

表10 コミュニケーションの4つの段階

	コミュニケーションの段階	年齢
聞き手効果段階	大人が子どもの表情や動きから，意図を汲み取り応じる段階	生後10か月ごろまで
意図的伝達段階	意図的伝達段階では「視線＋発声＋行為（指さし，物を見せる，物を渡す）」など複合した伝達手段をもち，意図を伝えられる．子どもから自発的にコミュニケーションを始めることができる ＊意図的伝達段階の認知的条件は「手段－目的関係」「三項関係」など	生後10か月〜1歳ごろ
命題伝達段階	命題伝達段階は，言語段階と置き換えてもよく，ことばでの伝達が可能になる段階．言語獲得には象徴機能の発達が必要	生後1歳過ぎころから
文と会話の段階	二語文が出て，大人と簡単会話ができ始める段階 ＊文を話すようになっても，会話ができない子どももいます	生後1歳半過ぎころから

6　発達に合わせた支援：コミュニケーションの4つの段階

　インリアル・アプローチでは，コミュニケーションの初期発達段階を Bates の研究を参考にし，それに続く段階として文と会話段階を加えて4つの段階に分け，子どもが到達可能なコミュニケーションの段階と手段について見通しをもって実践を行っていきます（**表10**）．4つの段階は，通常の発達を示すものであり，「評価」と「指導」では，対象とする子どもが今どの段階にあるのか，また，どのような伝達手段が可能であるのかを評価できることが求められます．コミュニケーションの到達可能な段階は，認知能力に見合った段階をゴールとします．しかし，子どもが可能な伝達手段，つまり話しことばが伝達手段になりうるのかについては，認知能力がかかわっており，これが言語理解の発達程度，言語表出能力と関係しています．ただし，認知的には象徴機能（👉「ダウン症児の言語・コミュニケーションの発達の特徴」，p.106 参照）を獲得していても言語表出できない子どももいます．

　子どもがどの伝達段階にあるかによって，言語心理学的技法の用い方も異なってきます．聞き手効果段階と意図的伝達段階はことばの前の段階であることから前言語伝達期ともいい，意図的伝達段階に到達すると視線や行為による単独の伝達手段から「視線＋発声＋行為（指さし，物を見せる，物を渡すなど）」の複合した伝達手段を使って，意図を伝えられるようになり，子どもから自発的にコミュニケーションを始めることができます．意図的伝達段階に到達するための認知的条件は，「手段－目的関係」「三項関係」などです．この意図の伝達に気づきにくい子ども（おもに自閉症）や，意図的伝達までは可能だが言語での伝達に到達しない子どももいます．命題伝達段階は，言語段階と置き換えてもよく，ことばでの伝達が可能になった段階です．命題伝達，つまりことばによる伝達段階に至るには，象徴機能の獲得がかかわってきます．命題伝達段階に入ってきた子どもには，言語心理学的技法が有効になります．

7　遊びのための知識

　インリアル・アプローチでは，子どもとのやりとり遊びや会話を基盤に，言語とコミュニケーションを促進していきます．まず，子どもとのやりとり遊びは，背景に規則性を含んでいるものがあり，それを手がかりにやりとりができてきます．このやりとりの規則性に注目したのが，

表11 手遊びを使ったフォーマットのやりとり

意図	子ども		母親	意図
まねて一緒にする	まねて両手をグーにする	←	両手をグーにし「トントントンひげじいさんするよ」	ひげじいさんの手遊びするよ
	母親の顔を見ている	←	「グーできたね」	パラレル・トーク 要求を待つ
手遊びしてほしい	「ンー，ンー」と声を出し両手をふる	←	「してほしいね，お母さん歌うよ」と歌い出す	パラレル・トーク セルフ・トーク
	母親を見ている	←	「トントントンひげじいさん」とあごに手を当てて待つ	何か要求してくるかなと待つ
続きをやって（要求）	「ンー，ンー」と動作をする	←	続きの手遊びをする	
もう一回やって（要求）	指を1本立てて「……かい（もう一回）」	→	「もう一回」と同じように指を立てて，手遊びをする	まねて要求に応じる（承認）

フォーマット（かかわりの図式）とスクリプト（筋書き）です．おもに前言語期にはフォーマット，言語期にはフォーマットに加えてスクリプトを使います．

ⓐ フォーマット

定型発達の赤ちゃんでは，生後6〜8か月ごろになるとお決まりのある遊び（フォーマット）がわかり始めます．フォーマットを含む代表的な遊びは，イナイイナイバー遊びです．これは「イナイイナイ」で顔が隠れ，「バー」で顔が出てくる遊びです．ダウン症児はお座りができるようになると，このフォーマットに気づき，やりとりを何度も繰り返して遊びます．ミラリングによるやりとりも，フォーマットを背景にした遊びです．

ⓑ スクリプト

スクリプトは筋書きという意味で，一連の順序性をもった行為やできごとに対する知識の枠組みです．お店やさんごっこ，お医者さんごっこ，幼稚園ごっこなどの場面展開や役割，会話の手順などがおおよそ決まっている遊びがスクリプトにもとづく遊びです．

ダウン症児ではこのスクリプトにもとづく遊びを取り入れることで，筋書きの支えがあることから，その場に合った発話がしやすく，遊びにも参加しやすくなります．

ⓒ フォーマットを意識したやりとり遊び

ダウン症児が好きな手遊びを使って母子間で遊ぶフォーマットを紹介しましょう（表11）．

母親が両手をグーに握り，「トントントンひげじいさんをするよ」と言うと，ダウン症のA児は自分も手をグーに握り，母親が始めるのを待っています．母親はその様子を見て，歌い始めました．A児は母親の歌を聴きつつ，一生懸命身振りをまねています．手遊びは，このように母親や先生が主導するかたちで進めていきます．

この手遊びを「フォーマット（やりとりの図式）」を意識してかかわってみるとどうなるでしょうか？　次にその様子を示しました．

【発話が含まれるフォーマット（やりとりの図式）】

　母親は両手をグーに握り，「トントントンひげじいさんをするよ」と言いました．A 児が両手を握りグーをしたら，「グーできたね（パラレル・トーク）」と言います．そこで少し待つと A 児は「ンー，ンー」と声を出し，両手を振って始めようと誘ってきます．そこで，「してほしいね（パラレル・トーク）．お母さん，歌うよ（セルフ・トーク）」と言い，歌い出します．「トントントンひげじいさん〜」と歌い，あごに手を当てたところで，待ってみます．そうすると A 児は「ンー，ンー」と言い，グーにした手をほっぺにくっつけました．先程は歌の流れに沿って手遊びが進んでいったのですが，歌の切れ目でこのように少し待つことで，A 児からの発声「ンー，ンー（意図：やって）」と手遊びの動作が出てきました．これは，母親がすぐに続きの動作をしないので，「やって」を音声と身振り（意図的伝達手段）で伝えたのです．さらに手遊びが終わると，A 児は指を 1 本立てて，「……かい（もう一回）」と不完全語ですがことばで遊びを要求してきました．手遊びのなかに少し待つ場面を入れることで，子どもからのことばや身振りなどの伝達が含まれるフォーマットになりました．一本橋こちょこちょも同じようにして遊ぶことができます．

　また，絵本でもフォーマットが応用できます．たとえば，絵本の大きなかぶの「うんとこしょ，どっこいしょ」の場面で「うんとこしょ」と言い，子どもの顔を見て待つと，「どっこいしょ」と子どもが言ってくれます．このように，やりとりのなかに発話チャンスを含めた「絵本のフォーマット」ができます．子どもは自分も参加でき，楽しみながらことばを話し，絵本のストーリーを理解していきます．

　ダウン症児は自発的にことばを使うことが苦手ですが，フォーマットのなかでは次に言うべきことばや身振りの予想がつくため，子どもからの自発的な発話や身振りの使用につながります．フォーマットで使えるようになったことばは，日常場面でも使うようになります．

● 参考文献 ・・

・竹田契一，他（編著）：インリアル・アプローチ．日本文化科学，1994
・竹田契一（監修），里見恵子，他（著）：実践インリアル・アプローチ事例集―豊かなコミュニケーションのために―．日本文化科学社，2005
・玉井　浩，他：ダウン症児の健やかな発達のために―健康管理と発達支援（運動，ことば，学び）―．大阪医科大学 LD センタータンポポ教室，2010
・藤野　博（編著）：コミュニケーションの理論と支援．金子書房，2018

（里見恵子，石井喜代香）

2 ダウン症児の言語・コミュニケーションの発達の特徴

POINT

❶ ダウン症児の言語・コミュニケーションの発達の特徴を理解し，支援に活かしましょう．
❷ ことばの理解に比べ話しことばが遅れるが，話す力を伸ばすには幼児期にたくさん発語することで語彙の増加につながる，そのためには大人との会話が大切である．

1 標準的な発達

　ダウン症児の初語は1歳半ごろからですが，その後はことばの数が増えないのが特徴です．また，状況を含めた言語理解は比較的良好なのに比べ，言語表出（話すこと）の発達がよくないのも特徴です．もちろん早く話しはじめる子どももいますが，おおむね3歳ごろになって，「マンマ」「ネンネ」「ごはん」「ちょうだい」などの日常的なことばが話せるようになります．その後の語彙の増加は個人差が大きく，二語文の使用は4歳以降になる子どもが多いようです．会話ができるようになっても，単語や短い文で話すことや発音が不明瞭なことが多く，うまく伝わりにくいというのも特徴です．文字の発達については，早い子どもでは5〜6歳から興味をもち始めますが，文字の習得には時間がかかります．ダウン症児が抱える特性が言語・コミュニケーションへ与える影響を表1に示します．

2 知的障害があること

　知的障害の程度は個人差が大きく，成人のダウン症者でみると，文字の読み書きや簡単な作文，簡単な四則計算ができるようになった人から，大人になっても1歳程度の発達にとどまり，話しことばを獲得できない人までいます．成人のダウン症者の知能は，個人差はありますが，3〜6歳程度の範囲の中にあることが多いといわれています．この知的障害があるということが，ダウン症の子どもの発達の大きな特徴です．また，知的な能力は言語・コミュニケーションの発達に大きな影響を与えます．知的障害が重く知能の発達レベルが1歳半を超えていない場合には，話しことばの獲得は難しくなります．

表1 ダウン症児の言語・コミュニケーションの特徴

- 知的障害に伴い言語発達の遅れがある
- 非言語コミュニケーションはよいが，言語理解に比べ言語表出（話すこと）の遅れがある
- 口腔の形態や機能から発音の不明瞭さがある
- 聴覚的短期記憶とワーキングメモリの弱さがあり，不完全語が多い
- 聴覚障害の合併があると，言語発達・コミュニケーションの発達が遅れる
- 多動性や自閉スペクトラム症（ASD）の合併ではコミュニケーションが取りにくい

3 言語発達の特徴

　ダウン症児は指さしや身振りを使った非言語コミュニケーションがよく，基本的にコミュニケーションがとりやすいという特徴をもっています．しかし，言語理解は比較的良好なのに比べ，言語表出（話しことば）の発達が遅れるのも特徴です．この話しことばの遅れにはいくつかの要因があります．

4 象徴機能の遅れ

　知的能力は，ことばの発達に必要な象徴機能の獲得や概念の獲得にも影響します．象徴機能とは，ある物を異なる物で表現する力を指しています．長方形の積木を動かして電車に見立てるのは，電車とは全く関係のない長方形の積木を電車として，「ガタンガタン」などことばを添えることで，電車としての意味をつけています．ことばは象徴機能の発達が基盤にあります．たとえば"犬(inu)"は「い・ぬ」という音（文字）の連なりで表現したものです．ダウン症児のなかには，ことばを話し始めても"ワンワン""ニャーオ"の擬音語の使用が続き，"いぬ""ねこ"のことばに変換しにくいのも，象徴機能の発達の遅れと関係しています．また，概念の発達も弱く犬，猫，象，馬……もすべて"動物"という上位概念に含まれることがなかなかわかりません．

5 不完全語が多く語彙が増えない

　話しことばの発達が遅いのは，知的な遅れがあることに加え，もともと聴覚神経の発達が遅いことや感音性難聴や滲出性中耳炎による難聴が多いこと，聴覚的短期記憶やワーキングメモリが弱いことも関係します．「りんご」を「……ご」，「ありがとう」を「……とう」という不完全語は，「りんご」ということばを聞いたときには意味はわかるのですが，自分で言おうとしたときにはことば（音の連なり）を忘れてしまい，「……ご」という不完全なことばになります．また，口腔の形や舌の動きが悪いためにうまく発音を作り出せず，自分が言ったことばをフィードバックしにくいことなどが複雑に絡んでいます．

6 多動性や自閉スペクトラム症の合併

　ダウン症児のなかには多動性や自閉スペクトラム症（ASD）を合併している子どももいます．ダウン症であることが全面に出るため見逃されやすいのですが，合併している場合には対処が必要です（ASD を合併する場合には TEACCH などの支援方法を取り入れます）．多動性がある子どもでは，できるだけ刺激の少ない場所で少ないおもちゃで遊び，座ってする活動に意識的に誘います．

7 文字の読み書き

　ダウン症児では，文字の獲得も個人差が大きいのが特徴です．定型発達児では 3 歳ごろから

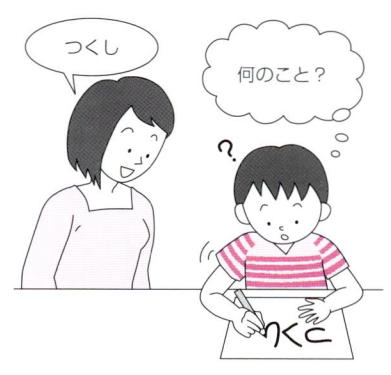

図1「つくし」の例

文字に興味をもち始め，6 歳ごろにはほとんどの子どもが読み書きのレディネス（準備）ができます．読み書きのレディネスには，音韻認識やワーキングメモリがかかわります．音韻認識とは，音を意味から切り離して自由に操作する能力です．音韻認識が育っていると，「からす」から「か」を取りなさいと指示されたら「らす」と言えたりすることや，しりとりやことば集めができます．この音韻認識が育っていることが文字の読み書きの基礎になります．ダウン症児では，認知発達が 3 歳を超えるころから文字を読んだり書いたりできるようになりますが，認知能力が 3 歳よりも低いと文字の習得はかなり難しくなります．またワーキングメモリや語彙の少なさが読み書きに関係し，ひらがな 1 文字ずつは読めても単語の意味がピンとこなかったり，短文の意味がわからなかったりということが起こります．たとえば，「つくし」という文字は形も簡単で読みや書きが簡単に思えますが，「つ・く・し」と書いても，つくしの視覚的イメージがなければ，読んでも意味にはつながりません（**図 1**）．「たけのこ」「はた」「くし」などは文字の形も単純ですが，たけのこ，はた，くしを知らなければ意味につながらず，読み書きの達成感につながりません．読むことが意味理解につながる読みの指導が大切です．また，「読み」「書き」は同時に指導されることが多いのですが，「読む」から始め，読むことが楽しい，読んだときに意味がわかるようになってから文字の書きの指導を始めます．文字が意味を表すことが理解できないうちに文字の書きの指導を始めると，文字を書いているというより，文字の形をなぞっているだけになります（👉「言語とコミュニケーション支援：学童期」事例 5，p.133〜137 参照）．

8 ことばの支援

ダウン症児は非言語コミュニケーションに優れており，聞いて理解する力に比べると話す力が弱く，語彙が増えないという傾向があります．それゆえに，幼児期にことばで伝える経験は，その後の話しことばの発達にとても大きな影響を与えます．

ダウン症児のことばの出始めは，「ワンワン」「ジャー」などのオノマトペ（擬音語・擬態語）が多い，「ありがとう」を「……とう」と言うなどの不完全語が多い，名詞が覚えにくいなどで，なかなか語彙が増えないのが特徴です．しかし，この時期にたくさん発語をすることがこれらの問題の改善につながります．たとえ不完全語であっても，自分から何度も話すことで聴覚的リハーサルが機能し，聴覚的記憶が残りやすくなるからです．

　さらに，文で伝達するように支えることも大切です．「やって」「ちょうだい」などは，状況や文脈がわかると「何をやって」「何をちょうだい」なのかを大人が理解できるために，一語文で済んでしまいがちです．子どもが30語程度の単語が言えるようになったら，二語文での伝達を目指しましょう．文といってもここでは二語文・三語文をさしていますが，文表現ができるようになると，「誰に（が）」「何を」「どうする」など伝達の内容が明確になるだけではなく，思考のための言語力につながっていきます．

　インリアル・アプローチは，乳幼児期のダウン症児にピッタリな言語・コミュニケーション支援方法です．子どもと遊びながら，ダウン症児の言語・コミュニケーション発達の特徴を理解し，子どもが話すことばを逃さずにモニタリングやリフレクティング，エキスパンションで応答することで，子どもの話す意欲を支え，発話回数が増え，獲得したことばの定着や新しいことばの獲得につながります．

（里見恵子，石井喜代香）

3 ダウン症児へのインリアル・アプローチの適用

❶ 子どもの発達の状態に応じた言語・コミュニケーションの援助をしていきましょう.
❷ 子どもの伝えたい,話したいという意欲を大切にし,大人が補うことでことばを学ぶチャンスや話すチャンスを設けましょう.

1 ダウン症児へのインリアル・アプローチの適用

　ダウン症児へのインリアル・アプローチは,日本への導入当初から始まっており,幼児期から学童期までの子どもたちを対象に指導を行ってきました.

　ダウン症児にインリアル・アプローチを適用する場合には,子どもが前言語期(ことばの前の段階)の子どもか,それとも言語期(言語習得期)の子どもであるかによって,目標の設定やかかわり方,言語心理学的技法の使い方が変わってきます.

　多くのダウン症児は,発達とともに前言語期を経て,言語期へと発達していきます.しかし,なかには知的な障害が重く,ことばの獲得が難しい子どももいます.ことばの獲得が難しい子どもと発達的にまだ前言語期にある子どもは,前言語期伝達手段を獲得することを目標にします.ことばを獲得し始めた子どもでは,語彙の獲得や文での伝達などコミュニケーションの力を育てることを目標にします.しかし,ことばを獲得しコミュニケーション意欲が高くても,発音の不明瞭さがあると伝えたいことがあってもあきらめてしまいがちです.子どもに「ことばでなくてもいいよ,伝えてね」「発音が不明瞭でも話してね.ちゃんと聞くよ」ということを伝えることで,コミュニケーションに自信をもてるように援助していきます.

　インリアル・アプローチはそもそも子どもと指導者の1対1での対応ですが,小集団の中で指導者がSOULの姿勢をもつことや言語心理学的技法を使うことで,集団の中でのコミュニケーションを支えることができます.大阪医科薬科大学LDセンターでのグループ指導では,言語聴覚士(ST)がインリアル・アプローチによる言語・コミュニケーション支援を行っています.

ⓐ 前言語期の子どもの目標
・遊びを通してやりとりする楽しさに気づき,前言語伝達手段で意図を伝えられる
・大人とのやりとりや会話が楽しいという体験をする

ⓑ 言語期(言語習得期)の子どもの目標
・子どもが日常よく使うことばを選び,生活や学習で使えるようになる
・おもにことばで自分から遊びやコミュニケーションを始められる

表1 ミラリングによるやりとり

意図	子ども		母親	言語心理学的技法
なし	歌がいやになり，うつぶせになる	→	「ネンネ」とまねてうつぶせになる	ミラリング
まねてる？	母親を見て腹ばいになる	→	まねて腹ばいになる	ミラリング
まねするかな？	母親を見てハイハイをする	→	「お母さんも一緒」とハイハイをまねる	ミラリング セルフ・トーク
まねてね	母親を見て「アッ」とハイハイで動く	→	「A君，パカパカ」とハイハイをまねる	ミラリング パラレル・トーク

表2 高頻度語と低頻度語の例

高頻度語	低頻度語
りんご，バナナ，いちご，みかん，もも	なし，かき，パイナップル，メロン，キウイ
ねこ，いぬ，うさぎ，ぞう，キリン，パンダ	とら，しか，カンガルー，コアラ，ペンギン

ⓒ会話期の子どもの目標

・大人との日常的な会話に，内容を理解して参加できる
・先生や友だちに，ことばで自分の考えや気持ちを伝えることができる
・わからないときに質問をして明確にしたり，わからないことを相手に伝えられる

2　前言語期の子どもへのアプローチ

　年齢が低く前言語期にある子どもと，年齢は高くなっても知的な遅れや自閉的な特徴などのために前言語期にとどまる子どもがいます．いずれにしても，この段階にある子どもとのインリアル・アプローチのねらいは，大人とやりとりの存在に気づかせていくことにあります．子どもはまだ象徴的な遊びができないため，やりとりはフォーマットによるかかわり遊びや手遊びなどを使っていきます．言語心理学的技法のなかではミラリングやモニタリング，パラレル・トーク，セルフ・トークが役立つ技法になります（表1）．

3　言語期（言語習得期）の子どもへのアプローチ

　ことばの出始めの子どもや今言語を獲得しつつある子どもには，手遊びやごっこ遊びのなかでやりとりをしながら，言語心理学的技法によることばかけを行っていきます．
　ダウン症児の場合には，語彙が増えない，不完全語が多いなど，意味理解やことばの記憶の弱さを考慮しことばを選びます．そして，日常生活でよく使うことば（高頻度語）を選び，また音韻数が少なく模倣しやすいことばを選びます．たとえば，果物であればりんごやバナナは高頻度になりますが，なしやかきは低頻度語になります（表2）．お母さんをママ，お父さんをパパにすると音韻数が少ないことばで模倣しやすくなります．
　ダウン症児では，ことばの出始めにはことばを聞いて覚えるための音韻的短期記憶やワーキングメモリが弱いために，「りんご」と聞いてリンゴのイメージが浮かんで意味がわかっても，今聞

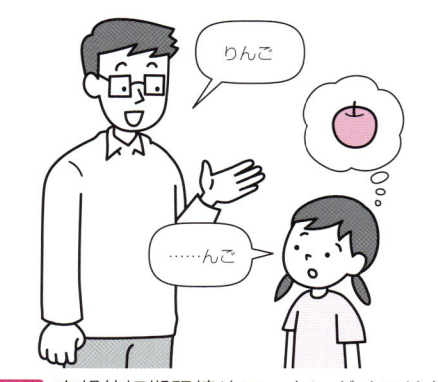

図1 音韻的短期記憶やワーキングメモリが弱い子ども

表3 エキスパンションとリフレクティング

子ども		先生	言語心理学的技法
「ママ」と呼びかける	→	「ママ，おいで」	エキスパンション
「ママ，……いで」	→	「ママ，おいで」	リフレクティング

表4 会話における援助　エキスパンションと限定質問

子ども		母親	言語心理学的技法
行った，みんなで．ご飯食べた．おわり	→	今日，遠足で〇〇公園に行きました．お昼になってお弁当を食べました	エキスパンション
水，水あった	→	次はプールのこと？　池のこと？　どっちですか？	限定質問
池，魚がいた	→	池には魚が泳いでいました	エキスパンション

いた音「り」「ん」「ご」の3音を覚えられず，「……んご」というように不完全語になりがちです（**図1**）．そのために「りんご」ということばをかけるときにも，音から音への渡りを少し長めにして「り～ん～ご」と聞かせ，模倣しやすくします．

　また，意図は単語でも伝わることや名詞の記憶が弱いため，一語発話になりがちです．

　「あった」「来て」などの動詞や，「ちょうだい」「やって」などはよく使えるのですが，「電車，あった」「お母さん，おいで」「プリンちょうだい」などの文になりにくい傾向があります．一語文が二語文にならない，二語文が多語文にならないというときにはエキスパンションを使い，文のモデルを示します．次のトランスクリプトは，子どもの「ママ」の呼びかけに「ママ，おいで」とエキスパンションしました（**表3**）．それを聞いて子どもが不完全な発音ですが，「ママ，……いで」と模倣しました．先生はリフレクティングし，正しい発音を聞かせます．

4　会話期の子どもへのアプローチ

　家族や先生との会話のなかで，大人に助けてもらいながら話をするチャンスを意識的につくりましょう．父親や母親とお風呂に入るとき，みんなで食事をするとき，今日あったことを順に話

すことは，話す力，説明する力をつけるのに役立ちます．

　遠足に行ったことを説明しようとする子どもと母親の会話を例にしてみましょう（表4）．子どもが単語でぽつぽつ言ったことに対して，援助する側の母親は子どもの言いたいことをおおよそ察することができるので，子どもが言ったことをまとめて文章のかたちにして返しています（エキスパンション）．次に「水，水あった」と唐突に言ったことに対しては，子どもがうまく答えることができるように限定質問を使って助けています．そして，答えることができた単語を使って文に拡張して（エキスパンション）返しています．

　ダウン症の子どもは自分がうまくできないことに敏感なため，話が通じないときやうまく伝わらないときに，「もういい」「わからん」「しらん」「無理」と言って会話を終わらせることがよくあります．助けてもらいながらうまく伝わる経験をさせ，会話をあきらめないように援助していきます．

　会話は語彙や文を使って伝える話し手の能力に加え，さらに質問に答え，相手に応じる聞き手としての能力や，話題を共有しあうことも必要になります．会話で大切なことは内容を理解して楽しむことです．しかし，応答性がよいと内容がわからなくても，つい「うん」と答えてしまうこともあります．子どもが大人の言ったことを理解できているか確認することや，もし理解できていない場合は相手に聞き返すこと，「教えて」と聞いていいのだということも知らせていきましょう．また，共有する話題選びも重要で，具体物や実際に経験した事柄の写真などがあると互いに内容が共有しやすくなります．子どものころからのこうした会話の丁寧なかかわりが，大人になってからの会話にも大きく影響していくと考えます．

（里見恵子，石井喜代香）

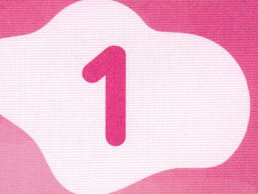

言語とコミュニケーション支援：幼児期
①非言語コミュニケーションが上手なために，発話につながりにくい子ども

事例 1

　A児は対人関係がよく，指さしやジェスチャーなどの非言語コミュニケーションに優れたダウン症の女児でした．指さしやジェスチャーなどの非言語コミュニケーションで通じることや，音韻の記憶が弱くことばを覚える力が弱いことから，なかなか話しことばが増えませんでした．A児に対し保育所の中で保育士がインリアル・アプローチを実践しことばを使うことを促していった事例です．

1　はじめに

　A児はダウン症の女児で，2歳児から保育所に入園しました．心室中隔欠損，動脈管開存，肺高血圧症がありましたが，手術を終えており元気な子どもでした．入園当初から，対人関係がよく先生にもすぐ慣れ，指さしや発声で呼びかけるなど，非言語コミュニケーションに優れていました．保育所への適応はよく，母子分離もスムーズで，すぐに保育に溶け込みました．ことばは「マンマ」が出ていましたが，ほかは発音が不明瞭ではっきりしませんでした．担任のB先生は4歳児になってもなかなか語彙が増えないのが気になりました．

　この保育所は，インリアル・アプローチを実践している園であり，先生から本児についての相談を受けました．非言語コミュニケーションは良好だが話しことばの発達が遅いかもしれないことを説明し，保育所の中でインリアル・アプローチに取り組むよう勧めました．ここでは，A児が5歳児のときにB先生が行ったことばの援助を紹介します．

2　事例の概要

ⓐケース概要

対象児　　：A児
診断名　　：ダウン症，心室中隔欠損，動脈管開存，肺高血圧症
所　属　　：保育所　年長児（5歳児）
家族構成：両親，A児，弟の4人家族

ⓑ検査結果

保育所での実践のため，検査結果はありません．

3　A児へのインリアル・アプローチ

ⓐ実施期間

20XX 年から 2 年間.

ⓑ A 児へのインリアル・アプローチ

　A 児は 2 歳児から保育所に通っていましたが，4 歳児になってもなかなかことばが増えないということで，インリアル・アプローチを実践することになりました．保育所の空き教室や職員室の中にある遊びコーナーなどを使い，月 2 回 30 分程度，B 先生と 2 人で遊びます．著者は B 先生のスーパーバイザーとしてビデオ分析と助言を行いました.

① A 児の 4 歳のころの様子と取り組み

　A 児は 4 歳児クラスになったころにはままごと遊びに興味があり，保育室のままごとコーナーに行き，友だちが遊んでいる中に入りたがりました.

　友だちから「A ちゃんは赤ちゃん役ね」「A ちゃん，もうすぐご飯よ」「A ちゃんもする？　ここに座って」と言われると，「うん」とうなずきながらも，お母さん役の友だちがせっかく並べたお皿を片づけてしまい，「A ちゃん違うよ」と言われるとお皿をもって走り去ります．友だちは，お母さん役，お父さん役，赤ちゃん役などを分担してままごと遊びをしていますが，A 児にはまだその意味がわかりません．A 児が友だちとのままごと遊びにうまく参加できないのは，ままごと遊びのやり方やことばでのやりとりがわからなかったためです.

②先生と A 児でのままごと遊び

　そこで，B 先生とのままごと遊びから始めることにしました．お昼寝の前の 20 分程度，空いている部屋で A 児は先生と二人でままごと遊びをします.

　初めのころのままごと遊びは，コップとスプーンで B 先生が混ぜ混ぜとやってみせると，A 児もコップにスプーンを入れてかき混ぜるしぐさをまねて同じようにします．B 先生がやかんからコップにお茶をいれるふりをし「ジャー」としてみせると，A 児も同じように「ジャー」とまねをします．このように B 先生がままごと道具の使い方をモデリングすると，すぐに取り入れてきました．食べ物のミニチュアはそのまま口に入れたりしましたが，B 先生は止めずに先生も「もぐもぐ」とミラリングしました．そのうち，野菜のミニチュアを包丁で切ること，お鍋に入れてガスコンロにのせること，電子レンジに食べ物を入れてチーンと鳴るのを待つなど，ままごと道具の使い方もわかってきました．ことばも，お茶を注ぐときの「ジャー」，電子レンジの「チーン」などの擬態語や，お茶を飲むときの「あちち」などは面白がってすぐに取り入れました（図 1）．実は，ままごと遊びができるようになるためには，このようにままごと道具の使い方とそれに合わせたことばの使い方のお決まり（フォーマット）を覚え，遊びのなかですぐに再現できることが重要なのです.

③ 5 歳児：ごっこ遊びをするためのことばの準備

　A 児はことばの理解がよいのにことばの表出が弱い子どもであり，その背景にことばの記憶の弱さがあるため，即時にことばの模倣ができない，または模倣できても不完全語になると考えられました．そこで，ごっこ遊びの準備段階として，遊びに使う食べ物や食器などは，A 児が名前を知っているスプーン，フォーク，コップ，お皿などを揃えました．また，食べ物の玩具は

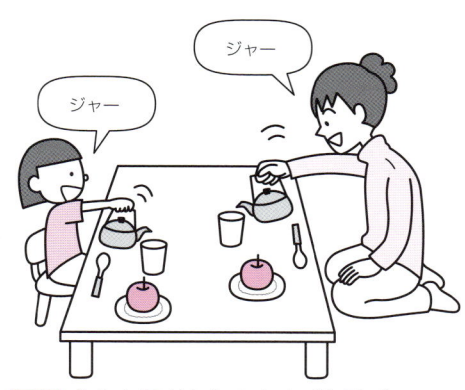

図1 先生と子どもとのままごと遊び

表1 ことばを選ぶ

用途がわかり，言えることば
スプーン，フォーク，お箸，お皿，コップ，包丁，イチゴ，ピーマン，ニンジン，だいこん，ケーキ，たまご，りんご，ごはん 赤ちゃん（赤い服の赤ちゃん），青ちゃん（青い服の赤ちゃん）
用途は知っているが，言えないことば
お鍋，フライパン，フライ返し，コンロ，まな板

表2 ことばの学習

言語心理学的技法	先生		A児
質問	コップを見せながら「これなんだ？」と聞く	→	「オップ」と言う
リフレクティング	「そうコップ」	→	「オップ」
質問	スプーンを見せながら「これなんだ？」と聞く	→	「オーク」と言う
リフレクティング	「これはスプーン」	→	「ウプーン」

覚えやすいようにイチゴ，りんご，ニンジン，ごはん，ケーキなど高頻度語を選びました（**表1**）．そして，ごっこ遊びの前に先生と一緒に食べ物や道具の名前の確認を行いました．先生が「これなんだ？」という問いかけを行い，子どもに答えてもらいます（**表2**）．A児が言えないときには先生がパラレル・トークをします．「スプーン」を「オーク（フォーク）」と言い間違えたときには，「スプーン」とリフレクティングして聞かせます．このように発語が出やすいようにことばの予習をすることで，遊びや会話のなかでことばの想起がしやすくなります．

ⓒ 遊びのなかでことばとコミュニケーション力を育てる

　表3は，前述の **b-**①から約1年後のごっこ遊びの一部をトランスクリプトにしたものです．

　A児と先生はテーブルをはさんで向かいあっています．テーブルの周りには，赤と青の服を着た2体のお人形が椅子に座っています．A児の前にはかごがあります．かごの中にはコップ，スプーン，フォーク，お皿，食べ物が入っています．A児はかごからコップやフォークを取り出していきます．コップを取り出し先生に見せ，「オップ（コップ）」と知らせます．先生は

表3　ごっこ遊びのトランスクリプト

意図	A 児	先生	言語心理学的技法
コップあったよ	「オップ」と先生に見せる	「コップだね」	リフレクティング（発音）
これ青のスプーン	スプーンを指差し「あお」と言う	「き〜い〜ろ」と言う	リフレクティング（意味）
	「ちいろ」	「そう，きいろだね」	モニタリング（承認）
使って	フライパンを差し出す	「フライパン，先生にどうぞ」と受け取る	パラレル・トーク（意図を言語化）
赤ちゃんにごはんを作ろう	赤い人形を指さし，自分を指さして「Aちゃん」と言ってから，青い人形を指さし「えんえ」と言う	「Aちゃんは赤ちゃんにご飯作ろう．先生は青ちゃんにご飯作るね」	パラレル・トーク（意図を言語化）セルフ・トーク（先生の行為の言語化）
作っていいよ	先生を見て「いいよ」	「Aちゃんと一緒にご飯作ろう」	パラレル・トーク＆セルフ・トーク（共感）

　A 児の不明瞭な発音を「コップ」とリフレクティングします．発音が不明瞭でも「もう1回言って」とか「何て言ったの？」と聞き返さず，意味がわかれば正しい発音で聞かせます．発音については，遊びのなかでは注意はしません．A 児はスプーンをもち，「あお」と言いました．スプーンは黄色だったので先生が「黄色」とリフレクティングしたところ，「ちいろ（黄色）」と言い直しました．発音の不明瞭さも意味の誤りも指摘はしないのですが，リフレクティングという言語心理学的技法を使い，正しい発音やことばを知らせていきます（表3）．

　次に A 児は赤い人形を指さしてから自分を指さして「Aちゃん」と言い，さらに青い人形を指さして「えんえ（先生）」と言いました．状況から読み解くと「自分は赤い人形にご飯を作る，先生は青い人形にご飯を作って」という意図だったようです．先生は A 児の非言語による伝達の意図を理解して，うまく応答しています．さらに「一緒にご飯作ろうね」と子どもの気持ちに共感しています．

ⓓ やりとりの評価（マクロ分析）

　この場面のマクロ分析の結果を表4に示しました．先生は，A 児とのビデオ撮りを始めたころから SOUL を守り，A 児に主導権を持たせ反応的にかかわっていました．しかし，A 児がどのようなことばなら取り入れやすいのかというところまでは考えていませんでした．この場面では，先生は A 児の言語・コミュニケーションのレベルや語彙力をしっかり把握して，言語心理学的技法を使い，短いわかりやすいことばかけをしています．その結果，A 児のどのターンを見てもことばを話しています．A 児はごっこ遊びでたくさんしゃべるようになり，ごっこで使ったことばは保育所の生活のなかでも使えるようになりました．A 児にとって，先生との遊びのなかでことばを覚えることや使うことが楽しく意味あるものになったのです．

　次に，クラスの友だちを誘い，A 児のままごとに参加してもらいました．A 児がお母さん役で友だちが赤ちゃん役です．先生は A 児のそばにつき，A 児の不完全な発語を補い友だちとの橋渡しをします．A 児がお皿を差し出し「……うぞ」と言うと，先生は「赤ちゃん，どうぞ食べ

表4 マクロ分析表

	A児	先生
評価	**基本姿勢** ● 主導権をもって遊んでいる **認知・言語理解** ● 人形を入れたごっこ遊びができる ● ままごと遊びでお母さんのつもりで遊んでいる **言語・コミュニケーション** ● 指さし，身振りなど非言語コミュニケーションとことばで伝えている ● 理解に比べ表出言語が弱い ● 赤，青，黄色を知っているが，色名を間違えることがある ● りんご→んご，だいこん→だいこ　などの不完全語が多い	**基本姿勢** ● 子どものことをよく見ている ● ゆっくりことばをかけている ● 子どもに主導権を与え，応答的である **言語・コミュニケーション** ● 子どもの不完全な発話でも意図を読み取っている ● 二，三語文の短い文を使っている ● A児が言い間違えても指摘せず，リフレクティングしている ● A児の一語文を二語文にエキスパンションしている ● セルフ・トーク，パラレル・トークを使い，共感を示している

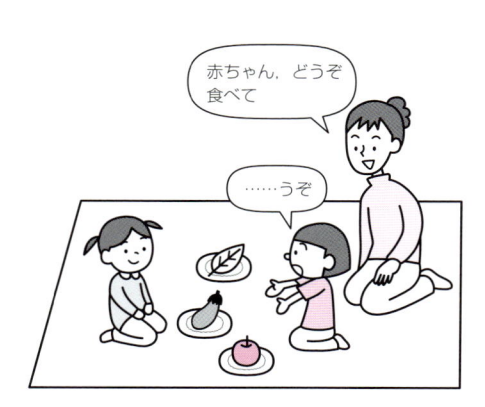

図2 不完全な発語を補い友だちとごっこ遊びができるようになる

て」というようにです．すると，A児も「赤ちゃん，……んぞ」とまねます．友だちが「もぐもぐ，おいちい」と赤ちゃん役で答えます．A児は，先生に助けてもらいながら友だちとごっこ遊びができるようになりました（図2）．

4　まとめ

　指さしやジェスチャーなどの非言語コミュニケーションに優れたダウン症児は，保育所や幼稚園の生活では伝達には困らないため，話しことばの発達が遅れることがあります．

　このようなダウン症児には，弱いワーキングメモリを考慮し，日常的によく使うことばや模倣しやすいことばを選んで遊びのなかで言語心理学的技法を使ってみせることで，ことばの模倣と使用を促すことにつながります．

（里見恵子，栗本奈緒子）

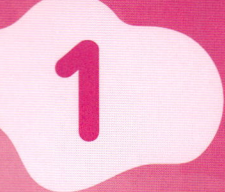

1 言語とコミュニケーション支援：幼児期
②聴覚障害を伴うダウン症児への取り組み

事例2

B児は生後すぐにダウン症と診断され，心疾患と聴覚障害があることがわかりました．聴力レベルは90dB以上で重度の聴覚障害（感音性難聴）でした．補聴器を装用しても，ことばはよく聞こえず，歪んだ音にしか聞こえません．4歳過ぎには日常の基本的な生活行動が身につき，補聴器の装用にも慣れてよく声を出すようになったのでコミュニケーション手段を身につけ学習できるようになってほしいと，聴覚特別支援学校幼稚部に入学してきました．聴覚障害と知的障害に配慮しながら，身振りや手話を使って，コミュニケーションの力を促していきました．

1 はじめに

B児は入学当初，教室に入っても，母親のそばをなかなか離れませんでした．幼稚部の4歳児クラスには，B児のほかに2人の先生と5人の子どもたちと保護者がいます．椅子に座らせようとしても，バタバタ暴れたり大きな声を出したりします．すぐに集団活動に参加することはできませんでしたが，ほかの子どもたちがすることや保育内容はよく見ていました．きっと，場や人に慣れることで，生活の流れや周囲の状況が理解できたら安心して参加するようになると思いました．そこで，B児の実態を，日常の行動観察を記録することで把握し，具体的な支援計画を立てて保護者と一緒に取り組みました．

2 検査結果

表1に発達検査の結果を示します．

3 実践内容

ⓐ B児の課題

発達検査の結果（表1）や行動観察（表2）から，B児は運動（2：0）や生活行動，探索・操作（1：6）の発達に比べ，社会性（0：10）や言語・コミュニケーション（理解・言語，0：10）の力が低いことがわかりました．聴覚障害があると，ことばが聞きとりにくいので，どうしても社会性やことばが身につきにくくなりますが，B児は補聴器を常時装用しており，声を出すことを楽しんでいます．認知的にも，指さしや簡単な身振りや手話などの伝達手段を身につける力は十分育っていると考えられました．しかし，理解できる身振りや手話もあるようですが，それらをほとん

表1 発達検査の結果：津守・稲毛式乳幼児精神発達質問紙による

生活年齢	運　動	探索・操作	社　会	食事・排泄生活習慣	理解・言語
4：5	2：0	1：6	0：10	1：9	0：10

表2 行動観察（コミュニケーションに関係する項目）

	幼稚部入学時（4：5）の様子
対人関係	●新しい場や人に慣れにくい ●人のしていることをよく見ているが，自分からかかわっていくことが少ない ●人からのかかわりを拒否することが多い
遊びなど	●一人遊びが多い．一人でほほをなでながら「ンーンー」と歩き回ることが多い ●写真や簡単な絵カードが好きでよく見ている ●ピョンピョン跳んだり，体を動かすことが好き ●生活道具や楽器を操作したり生活行動を再現したりしているが，遊びとして続かない
言語・コミュニケーション	●簡単な身振りの意味はわかっている 　例）指さしたほうを見る，椅子をたたくと座る，どうぞ（あげる），ちょうだい，食べる ●声をよく出しているが，独り言のような発声が多い．例）「アー」「ンンン」，喃語のような声 ●「アー」と威嚇するような声を出して人の注意を引いたり，物を渡して要求することはあるが，物を見せて人の注意を引いたり共感的な動作をしたりすることは少ない

ど使っていませんでした．何より，人への関心はあるのに自発的にかかわっていこうとしていないのが気になりました．初めての人や場に慣れにくく，人が近づくと「ア〜！」と大きな声を出して払うような仕草をしたり，その場に座り込んだり，時には相手の顔をパンとたたいてしまったりすることがありました．人との信頼関係が十分に築けていませんでした．そこで，段階を追って支援計画を立て，以下のように取り組みました．

ⓑ取り組み

①第1段階：人との信頼関係を築く

　特定の人と信頼関係を築き，通じ合う手応えを得ることで，その人を介してほかの人にかかわっていけるようになると考え，すぐに集団活動に参加させようとせず，担当者（支援者）を決め，個別にかかわることで，人や場を理解すること，それを話題にやりとりできるようになることをねらいました．

　家庭でも身振りや手話を使って楽しくやりとりし親子関係を深めていってほしいので，母親にもできるだけ保育場面に参加してもらいました．

　担当者はB児と母親の仲介役として，母親にB児の考えていることや意図を読み取って知らせたり，かかわり方のモデルを示すようにしました．たとえば担当者が母親とB児の斜め前（両者に見える位置）に座って，指さしや手話で「あれ，好き」「いや」「怖い」など感じたことを表現してみせたり，「したい」と表現しながら，集団に参加してみせたりしました（**図1**）．そして，親子で「……してるね」「おもしろいね」「残念ね」など，その場その場でタイミングよく共感的なかかわりをしてもらうようにしました．個別指導の場面では，担当者としたことを，「見たよ」「できたよ」など，母親に伝えるチャンスを作りました．次第に，楽しいときには母親から離れてピョンピョン跳びはねたり手をたたいたりするようになりました．担当者もB児のまねをして，ピョ

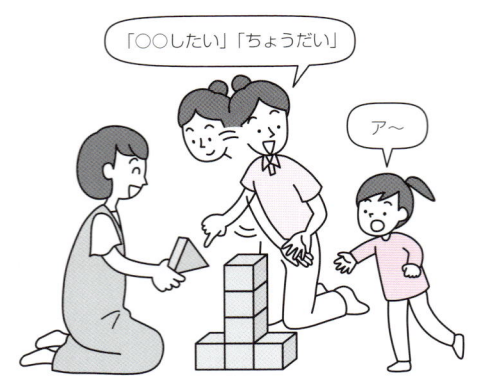

図1 かかわりのモデルを示す

ンピョン跳びはねたり手をたたいたりしながら（ミラリング遊び），楽しく遊びました．すると，担当者と一緒にB児の好きな体遊びから少しずつ集団活動にも参加できるようになっていきました．

②第2段階：手話を覚える

【手話の導入にあたって】

　B児は，指導開始後1か月半くらいで，1対1であれば人との関係が取れ，簡単なやりとりができるようになりました．基本的なかかわりは，インリアル・アプローチの言語心理学的技法を使いました．なかでも，動作のミラリングや声のモニタリングはとても喜んでくれました．やりとりするときには，ことばに指さしや身振り，手話，絵カードなどの視覚的な伝達手段を活用しました．指さしを使うことで，何のことについて話しているのか，誰が何をどうするのかを明確になります．また，身振りや手話は音声言語に比べ，意味がイメージしやすいのが特徴です．「いぬ」は「い」と「ぬ」の音を組合せたことばですが，「いぬ」と聞いたとき，その意味をよく知らないと何のことかイメージできません．幼い子どもは「ワンワン」といいますが，これは犬の鳴き声を表したもので，オノマトペといい，「いぬ」よりは犬をイメージしやすいものです．手話は，"意味を動作で表す言語"といわれ，犬が前足をあげて「ワンワン」鳴く様子を動作で表します．対象物の動きや形，生活動作などをもとにしているので，意味をイメージしやすいのです．動詞も名詞を動かすことで伝えられるものが多い（椅子→座る，歌→歌う，食事→食べる，など）のが特徴です．ベビー・サインやマカトン・サインも同じようなサインですが，手話は語彙が豊富で使用人口も多いので，聴覚障害のある子どもだけでなく，発語が苦手な子どもも積極的に使ってほしいと思います．

【手話導入時の配慮点】

　B児に手話を使用していくときの配慮は，ダウン症児の不器用さや意味理解の弱さ，記憶の弱さなどを考慮して，①簡単な動きの手話で，②日常生活でよく使う手話（高頻度語）を，③一〜二語文の形で教えることにしました．B児のクラスには，B児を含めて6人の聴覚障害児がいます．聴力レベルも言語力もさまざまですが，幼稚部の4歳児学年ともなれば，やりとりや会話の内容は複雑です．たとえば「遠足」の話では，先生はいつ，どこへ行くなどを5W1Hで簡単に伝えます．すると子どもたちは，絵カードを見ながら「行ったことない．初めてだ」「大きなバスに乗っていく．観光バスだよ」「〇〇ちゃんと一緒に座りたい」「〇〇ちゃんと，〜したり，……

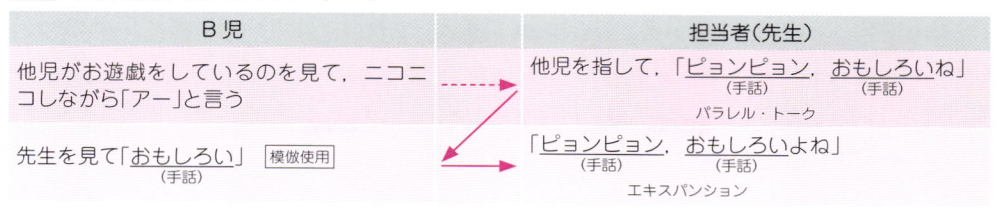

表3 手話を用いたパラレル・トーク

B児		担当者（先生）
他児がお遊戯をしているのを見て，ニコニコしながら「アー」と言う	→	他児を指して，「ピョンピョン，おもしろいね」 　　　　　　（手話）　　　　　　（手話） パラレル・トーク
先生を見て「おもしろい」 模倣使用 　　　　　　（手話）	↘	「ピョンピョン，おもしろいよね」 　（手話）　　　　（手話） エキスパンション

表4 語彙マップ（二語文作り）

B児の手話表現（単語）		二語文
おうち　給食　牛乳　ごはん　リンゴ　バナナ　犬　ネコ パンダ　うさぎ　先生　薬　雨　鬼　電話　本　トイレ　緑　赤 青　黄　…など		ごはん　食べる トイレ　行く 先生　バイバイ 本　見る リンゴ　ちょうだい 先生　一緒 牛乳　ない 薬　いや ネコ　好き 鬼　怖い　…など
する　食べる　遊ぶ　見る　聞く　寝る　泣く　行く　洗う 立つ　バイバイ　ちょうだい　どこ？　頑張る　…など	組み合わせる	
オッケー　いたい　うるさい　おもしろい　ない　ある 同じ　一緒　しまった　嫌　好き　かわいい　残念　難しい …など		

したりするよ．たのしみだなぁ」など，知っていることや，何をしたいか，何を持って行くかなどをことばや手話を三〜四語文くらいで表現しながら話が弾んでいきます．B児には，絵カードを指さしながらことばに手話をつけて，「バス」「行く」「遊ぶ」（以下，下線がついた語は，ことばに手話がついたものです）など，中心になる話題を一〜二語文で伝えるようにしました．次第に手話の模倣使用が増え，手話でパラレル・トークをすると担当者のまねをしたり（表3），気づいたことを伝えようとしてくれるようになってきました．

【手話を多語文表現にする】

　半年後にはある程度手話単語が増えてきたので，語彙を調べ，その語彙を組み合わせて二語文表現にしていきました（表4）．1年後には二語文表現も増え，何を伝えたいのかがわかりやすくなってきました．知っていることばを組み合わせることで二語文表現が無理なく促されたようです．しかし，ミカンが欲しいときに「ちょうだい」と手話で表現しますが，「ミカン」が思い出せないようでイライラすることもありました．「ミカン」の手話は皮をむく動作で表しますが，その一部（構え）をしてみせるなどのヒントを与えると，思い出して表現してくれました．また，「歩く」という手話を歩く行動に関連づけていくと，歩くときにいつも「歩く」という手話をするなど，再現性が高まりました．語想起の弱さへの配慮が必要です．

　幼稚部卒業時には，手話単語は100語を超えました．単語で表現することも多いですが，手話をつなげて「先生，これ（指さし）好き．これ（指さし）嫌い」，「これ（指さし）とこれ（指さし），いっしょ（同じ）」「先生，一緒，ブランコする」というように，誰と何をどうしたいのかといった自分の気持ちを二〜三語文で表現することが増えました．

③第3段階：手話を使って自分から人にかかわっていく

　B児は，知ってる手話が増え，集団活動に参加できるようになっても，自分からなかなか先生や友だちにかかわっていこうとしませんでした．遊びの場面では，同時に理解しなければなら

ないことがたくさんあります．また，かかわりたいと思っても，周囲の子どもたちの行動は早く
なかなかタイミングがつかめません．その結果，見ているだけになったしまうことが多くなるの
ではないでしょうか．そこで，B 児と担当者の遊びに他児をさそうことから始めました．担当
者が「どうぞ」と物を渡したり，「～しよう」とさそったり，「ちょうだい」と物を要求したりするか
かわり方のモデルを示しながら，ほかの先生や友だちにかかわっていくようにしました．何回か
成功したあとは，B 児一人でするように促しました．年長になるころには自分から積極的にか
かわっていけるようになりました．「朝の会」でのルーティーン活動（カレンダーワークなどのお
決まりの活動）が大好きで，絵カードを見ながら一人で当番活動ができるようになりました．「給
食」でも，食器や牛乳を配ったり，「〇〇，ありますか？」と，尋ねたりできるようになりまし
た．自由遊びの場面では，他児と一緒に生活場面で経験したことや病院でしたこと（聴力検査，
注射や聴診器）であれば，ままごと道具や人形を使って再現して遊ぶようになってきました．次
第に「病気，診て！」「薬，ちょうだい」「一緒，行く」など，自発的に手話で簡単な要求を伝えなが
ら人にかかわっていけるようになってきました．

4　おわりに

　B 児は，幼稚部での 2 年間の実践を通して，人にかかわるのが好きになり，一～三語文で自
分の気持ちを伝えられるようになり，自分から集団活動に参加したり他児ともかかわって遊べる
ようになりました．B 児には重度の聴覚障害がありましたが，軽度・中等度の聴覚障害であっ
ても，" 聞こえにくさ " はことばの獲得に大きく影響します．集団に参加するだけではなかなか
学べません．ダウン症児の聴覚的な把持力（聞きとる力）や記銘力（記憶する力），語想起（思い出
す力）の弱さに配慮したアプローチが必要です．乳幼児期には " わかる "" 伝えられる "" 通じる "
という喜びを感じさせてあげたいと思います．身振りや手話なども使って，十分に楽しいコミュ
ニケーションの経験を積ませてあげる支援が必要です．まずは 1 対 1 の関係から，身振りや手
話で伝わることをしっかり学んだうえで，語彙を増やしながら，多語文で内容を伝えられるよう
になることをねらうとよいと思います．

（河内清美）

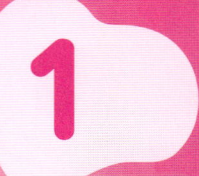

1 言語とコミュニケーション支援：幼児期
③見え方に困難があり，やりとりが難しいダウン症児への支援

事例3

> C児は5歳4か月（年中）のとき，やりとり遊びが続かないこと，眼鏡をかけ始めたけれどすぐに外してしまうことを主訴に，LDセンタータンポポ教室「ことばとやりとり」に紹介されました．おしゃべりが好きで，言語聴覚士（ST）との会話場面では，その場にいない家族のことを二〜三語文で話すこともできました．一方，パズルやかるたで遊ぶ場面では，手元のパズルの形やかるたの絵を見ようとせず，「難しいねぇ」「ないねぇ」と，STに話しかけるばかりでした．"見ようとする姿勢""見てわかる力"が弱い事例に対し，遊びの場面で物への注目や理解を促す援助を考えました．

1 はじめに

C児は眼振・乱視・近視（裸眼視力0.2）があり，物に視線を向けて注意深く見ることの難しい男児です．STとのやりとりでは，「○○ちゃんはお休み？」「〜していい？」など，ことばで質問したり許可を求めたりできました．また，「パパ，出張，行った」「飛行機乗って，北海道．びゅーん！ 遠いねぇ」などと家族と話した内容を伝えることができ，言語記憶のよさがうかがえました．絵本は絵より文字に興味をもち，年中の終わりにはひらがなもいくつか読めるようになりました．一方，おもちゃを使った遊びは長続きせず，物を見るときには，目を細めたり斜めから見ていました．5歳になる前に眼科医の勧めで眼鏡による矯正を始めましたが，家庭や幼稚園で眼鏡をかけさせるとすぐに外して投げ，「なくなっちゃったね」と遊ぶので，保護者は対応に困っていました．幼稚園では，友だちがおもちゃでままごと遊びをしていても，その様子は見えないかのように，顔をのぞいては髪を引っ張り，「いたい？」と尋ねて回る毎日でした．また，C児が手に持っていた物が床を転がって見えなくなると「なくなった」と言い，物を視線で追う，机の下を覗いて探すなどの姿はみられませんでした．

このようにC児は，集団場面では"困った行動が多い子"と思われていましたが，"ことば（音声）を認知する力"に比べて"見ようとする姿勢"の弱さが顕著であること，物を注意深く見てわかる経験をしにくい特性がC児の問題行動と関連していることは，家族も含めてなかなか気付きにくいようでした．ここでは，C児とのやりとり遊びの場面で，インリアル・アプローチのビデオ分析を行い，次の3点を紹介します．

①見ようとしない，見てわからないC児の特徴
②"やりとり遊び"の場面で行った"見ること""見てわかること"を支える具体的な支援
③眼鏡装用へのアプローチについて

表1 発達検査の結果：遠城寺式乳幼児分析的発達検査（5歳4か月実施）

運動		社会性		言語	
移動運動	手の運動	基本的習慣	対人関係	発語	言語理解
4：0	3：8	3：8	2：3	3：8	3：0

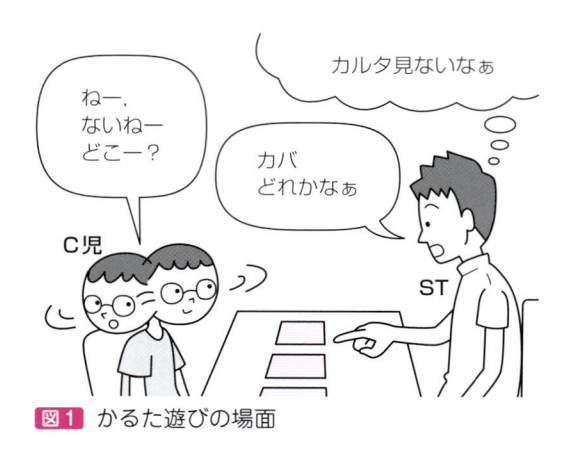

図1 かるた遊びの場面

2 検査結果

　他機関で実施の新版K式発達検査で，「言語社会：3歳半以上のレベル」に比して，「認知適応：2歳前後のレベル」であり，認知能力間に格差があることがわかりました．

　また，面談時に実施した遠城寺式乳幼児分析的発達検査法では，上着の脱ぎ着やボタンのかけ外し（3歳〜3歳4か月レベル）などは毎日園や家庭で取り組んでおり，一人でできました．しかし，それより低年齢（生後10か月〜1歳2か月レベル）の項目の"お菓子の包み紙を取って食べる""ビンのふたを開けたり閉めたりする"は，「どうやってするの？」と人を頼り，手元を見ながらやってみる姿勢が弱いようでした．移動運動は順調に発達しており，4歳レベルでした（表1）．

3 C児へのインリアル・アプローチ

ⓐ 実施期間

　20XX年5月〜20XX＋1年2月の全10回（1回1時間）．

ⓑ 分析の視点

① C児の特徴：前期（指導1〜3回）の遊びの様子から

　図1は，C児と指導者がアンパンマンかるたをしている場面です．「アンパンマンかるた」は，C児が好きなアンパンマンのキャラクターの動作絵がカードに描いてあります．C児はかるた遊びで，人が「どこかなー」と"首を振っている"スタイルをまねていますが，"カードの絵を見て取っている"ことは気づいておらず，なかなか絵に視線が向きませんでした（図1）．ターゲットの絵を指さしてからキャラクターの名前や絵に描いてある動作を説明すると，多少見ようと意

表2 トランスクリプト 「アンパンマンかるた」でのやりとり

C児	指導者
「アンパンマンのかるた，しよう」と言う	「はーい，並べるね」とカードを並べる
並んだカードを見て「はーい，いいよ」と言う	「じゃ，読みます！　くいしんぼうのかばお君」
指導者の顔を見たまま，左右に首を動かし「どこかなー」と探すふりをする	「カバがね，口をアーンって開けて，パン食べてるよ」とジェスチャーする
「パン？　おいしいね」と言い，首を左右に振って探すふりをし「…ないねぇ」と言う	カードをいくつか順に指さし，「カバ，どれかなー」と言う
指導者の指を見て「どこ？　どこ？」と言う	「カバ…，あー！」とC児を見て「あった！」とカバのカードを指さす

表3 トランスクリプト 「お医者さんごっこ」でのやりとり(1)

C児	指導者
注射器をとり「お医者さん，しよ」と言う	「お医者さんごっこ，しよう」と言う
アンパンマン人形をもち，注射器を目に近づけ「アンパンマン『痛い，痛い』言ってる」と言う	「アンパンマンが，『注射痛い，怖い』って言ってるね」と言う
「うん」と言いウサギの人形を持って，「ドーン，するよ」と机から落そうとする	ウサギを指し「ウサギが『机から落ちるー，高いよー，怖いよー』って言ってるね」と言う
笑い，クマの人形をとって「ごっつん，するよ」と，ウサギに近づける	アンパンマンをもち，「お医者さーん，こんにちはー」と言う
「いらっしゃいませー」と言う	「お腹が痛いので，腕にお注射してください」と腕を指さす
ピンセットをアンパンマンの目に近づけ「痛い？　怖い？」と指導者を見て笑う	注射器を指差し「注射，腕に，お願いしまーす」と，アンパンマンの腕を出す

識しますが，自ら絵を見てカードを取ることはできませんでした（表2）．

　次に，遊びの場面をトランスクリプトに起こして詳しくみました（表3）．「お医者さん」とことばでは言っていますが，注射器やピンセットは"長い物"という曖昧な認識で，お医者さんがそれらの道具をどのように使うか，知らないのではないかと推測できました．トランスクリプトの中の"アンパンマンの人形の目に注射器を近づけて「アンパンマン『痛い，痛い』言ってる」"や"ピンセットをアンパンマンの目に近づける"などです．そのため，「お医者さんごっこ」のスクリプトに沿って遊ぶことができず，普段"長い物を人の目に近づけると注意される"というC児が体験している場面を再現して遊んでいました．

　保護者に聞いたところ，ちょうど園ではほかの子どもたちが「お医者さんごっこ」「お店屋さんごっこ」などのままごと遊びをしているとのことでした．お医者さん役のC児が「いらっしゃいませ」と言ったり（表3），お医者さんの治療の場面でお弁当作りを始めてしまうのは，C児には実際の病院や買い物の場面のイメージがなく，園のおままごと遊びで他児が使っていることばを聴いて覚え，場面や文脈にかかわらず使っているのだと推測できました．

② "見ること" "見てわかること" を支える具体的な支援と変化

　日常生活の経験のなかで，耳から入ることばの情報が優先されるC児に対し，中期〜後期（6〜10回）のやりとり遊びでは，日常生活で実際に使う道具や，それに近い具体的な玩具を取り入れて遊ぶことにしました．そのなかで，援助のポイントを次の4点に絞りました．

　（1）ことばかけは，物をC児の視線の先に置き，指さしで注意を引いて物を見せながら行い，

表4 トランスクリプト　「お医者さんごっこ」でのやりとり(2)

C児	指導者
アンパンマンを机から落とし「痛い痛い」と言う	「アンパンマン，痛たたた……」と**頭に赤い印をつけ**，「見て，血が出た」と言う
「血，出た……痛い痛い」と自分の膝をさわる	「C君，血が出たの？　大変！　お薬で消毒しよう，これ，お薬」と**消毒液を見せる**
「お薬？　ショーロク」と言う	「そう，血が出たから，消毒しよう．綿にお薬をつけて……」**と見せる**
「血，出た，お薬」と見ている	脱脂綿で消毒をし，**絆創膏の包みを見せ**，「絆創膏，貼ろう」
絆創膏の包みを見て「これ，何？」と言う(＊包みを見てもわからない)	「これ，絆創膏．開けて……」**と開けるところを見せる**
中身を見て，「血，ぺったん」と言う	「そう，血が出たから絆創膏，ぺったんしよう」とC児の足に絆創膏を貼る
絆創膏を見ている	「痛いの，治るかなぁ」と**絆創膏を指す**
机の包帯を見て「これ，何？　ふこか」と，包帯でテーブルをふく(＊包帯がわからない)	笑い，「これは，包帯」と言って，巻いてある**包帯をほどいてみせる**
「包帯？」と言う	「そう，包帯．怪我に巻くよ．血出たところに，まきまき」と**C児の膝を指す**
「怪我に巻く？」と言う	「そうそう，こうやって，怪我にまきまき」と**見せながら，膝に巻く**

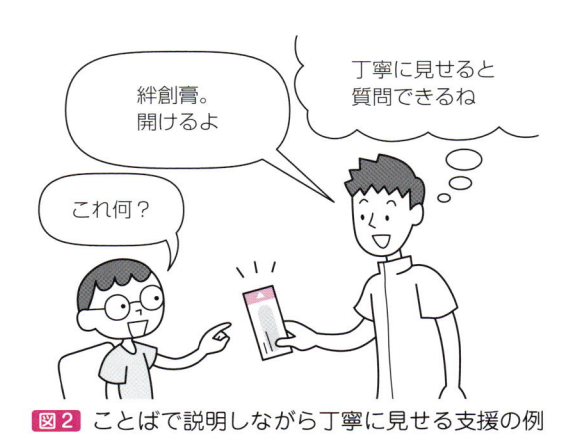

図2 ことばで説明しながら丁寧に見せる支援の例

（吹き出し：これ何？）
（吹き出し：絆創膏．開けるよ）
（吹き出し：丁寧に見せると質問できるね）

ことばが何を示しているのか明確にする．

（2）物の使い方，物の動きなど，C児が見て理解できるように具体的にゆっくりやってみせる．

（3）ことばかけは，物の名前など「名詞」を入れてエキスパンションする．

（4）C児の視線をいつも意識し，"見るべき場所やことばが示している物を注視しているか""見た物を理解できたか"を確認しながら遊ぶ．

　保護者には，家庭でも同じやり方と手順で，食事やお風呂などの生活動作中に，身近な物の名前を聞かせて見せたり，ことばで動作の説明をしながらプロセスを見せたりし，"見て理解しているか"を意識してかかわることを助言しました．

　表4は，指導者がことばと一緒に物を見せる，指さすなどのノンバーバルサインをつけて，見る援助をした場面です．C児は，怪我して薬をつけたり，絆創膏を貼ることや包帯を巻く経験

をしていましたが，絆創膏や包帯が紙に包まれたり巻いて置いてあったりすると，知っているものだと気づきませんでした（**図2**）．ことばで説明しながら絆創膏を開けて見せたり，包帯をほどいて巻く様子を見せたりすると，初めてわかり，よく見ながらやりとりが続きました（**表4**）．

　前期・後期のかるた遊び開始後の3分間で，指導者の"見せる援助"とC児の絵に注目する時間を比較しました．すると"見せる援助"は16回から1回に減り，自ら絵を注視する時間は前期75秒から後期130秒へと増えました．後期は，C児自ら"見よう"とする姿勢が育ったことがわかりました．

③眼鏡装用へのアプローチについて

　見せることを意識したやりとり遊びのなかでは，C児は眼鏡を外して投げることはありませんでした．家庭では，集中してテレビを見ているときや指導場面と同じ遊びをするときに，保護者が自然に眼鏡をかけるよう助言しました．夏には家庭でも眼鏡をかけて活動する時間が増え，秋以降は眼鏡を連続してかけることができるようになりました．

4　まとめ

　眼科的疾患があり眼鏡装用が遅かったことから，自ら見ようとする姿勢（視覚的注意力），見てわかる力（視覚情報処理）に困難があったC児の状態をトランスクリプトをもとに分析しました．C児の視線を意識して，ことばをかけながら"見せる，指さす"等のノンバーバルサインを併用した援助を行いました．自ら見ようとする姿勢は育ちましたが，飛んで落ちるおもちゃや，テーブルから下に落ちる物など，速いスピードで動く物を効率よく目で追うことには困難が残っています．今後も，C児の見る力に合わせた丁寧な援助が必要です．

（水田めぐみ）

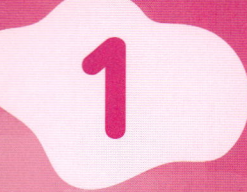

言語とコミュニケーション支援：幼児期
④文字で文の指導を行い，伝達内容が豊かになった事例

事例4

　D児は，大阪医科薬科大学LDセンターの「赤ちゃん体操教室」に0歳児のときから通っていました．強度の遠視と斜視に加え眼振もあったため，周囲の様子をみることは苦手で，2〜3歳のときの「ことばとリズム」のクラスでは，集団での活動が理解しにくく，一人遊びになりがちでした．「ことばとやりとり」のクラスで1年間個別にかかわり，大人とのやりとりや遊びが楽しくできるようになったため，5歳からは「ことばと学び」のクラスで，就学に向けて個別指導を行うことになりました．

　5歳時点で発語はありましたが，単語が多く文はほとんど話しませんでした．また，やや早口で発音が不明瞭なため，相手には伝わりにくいこともありました．ちょうど文字の読みを覚え始めたので，文字を使ってことばや文の指導を行ったところ，ことばでの表現力にも向上がみられました．

1 はじめに

　D児は，遠視・斜視・眼振がありました．一般的にこのような問題があると，視知覚に弱さがあったり操作課題が苦手だったりしがちですが，D児はパズルやお絵かき，はさみなどの机上課題が大好きで，対面に座っている指導者の例示をよく見て課題に取り組んでいました．絵本やおままごとなどで指導者とやりとりすることも楽しんでおり，次に読みたい本やおままごとでほしい食べ物などをことばやジェスチャーで伝えることもできていました．

　「ことばと学び」のクラスの開始直後は，「先生が課題を出してくれるのを待つ」「自分の意図と違うときに交渉する」「援助を求める」などができず，パズルを出されても絵本が読みたいと思うと直接自分で取ろうと席を離れたり，はさみやお絵かきで思い通りにできないと泣きながら持っているものを投げてしまったりしていました．この原因の一つには，「お願いする」というコミュニケーションスキルがないためと判断し，指導のなかでインリアル・アプローチの言語心理学的技法を使ってお願いの仕方をモデリングするようにしました（表1）．

　お願いの仕方をモデリングすることで，少しずつ「見せて」「やって」と困ったときに自分から伝えることが増えました．しかし，単語の発音も不明瞭で文での発語がほとんどないため，「どの本を読みたいのか」「どのパズルをしたいのか」といった詳しい内容を伝えられず，「この本？　それともこっち？」と見せても違うときには，やはり怒ってしまうことがありました．

　このころ，家庭でのきょうだいとのかかわりのなかで少しずつ文字に興味をもち始め，読める文字が増えていきました．そこで，D児には絵カードや写真と文字を使って文の表現を指導し，表現に使えることばを増やすことをねらいました．

表1 トランスクリプト：お願いのモデリング

D児		指導者
1. 絵に貼ろうとしたシールがずれて，「あー！」と泣く		1. シールを指さし，「ずれて，嫌だったね」と言う
2. 指導者を見て「うん」と言う		2. 「先生，取って」と言う（モデリング）
3. 「取って」と言う		3. 「はい，先生が取るよ」と言ってシールを取る

表2 発達検査の結果：遠城寺式乳幼児分析的発達検査（5歳2か月時実施）

運動		社会性		言語	
移動運動	手の運動	基本的習慣	対人関係	発語	言語理解
3：0	3：8	3：4	2：9	1：9	3：0

表3 D児が読めていた文字

あ，い，う，え，お，か，き，く，こ，し，す，た，つ，て，と，に，の，は，へ，ま，も，り，る，ん

2 検査結果

　発達検査の結果（表2）からは，5歳時では手の運動は比較的よく，物の操作や形の認識などは3歳半以上の能力がありました．

　言語理解に比べて発語に弱さがありました．「言語理解」のなかでは，大きさや長さなどの理解はあいまいなのに対し，聴覚的な記憶が必要な「色の名前の理解」のほうがよく，聴覚的な記憶が弱いというダウン症児の特徴とは少し異なる特徴をもっていました．

3 実践内容

ⓐ 読める字を調べる

　D児への指導は，文字学習ではなく，文字を手段としたことばや文の指導です．そのため，文字の指導のなかでも，インリアル・アプローチの言語心理学的技法を活用しました．

　文字を使って指導をするために，まず読める文字を調べることから始めました．D児に楽しく意欲的な課題で読める文字を調べるために，50音が書かれたキャラクターのパズルを使用しました．D児は，知っているキャラクターの名前を言うこともありましたが，読める文字では自分から「く！」「い！」と字を指さしてうれしそうに報告してくれました．

　パズル遊びで読める字を調べた結果，自分の名前の文字のほか，15文字程度を読めていることがわかりました（表3）．

ⓑ 単語と絵や写真のマッチング

　次に，D児が知っていることばのなかで，読めている字で構成できることばを探しました．

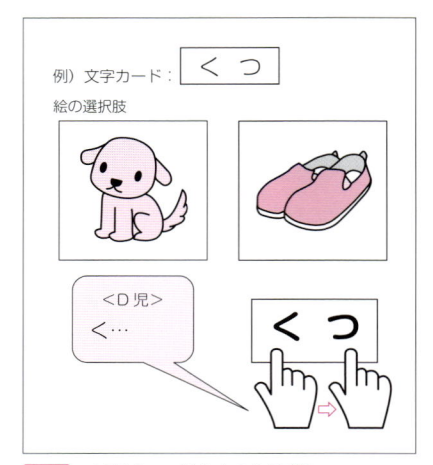

図1 文字カード(くつ)の例

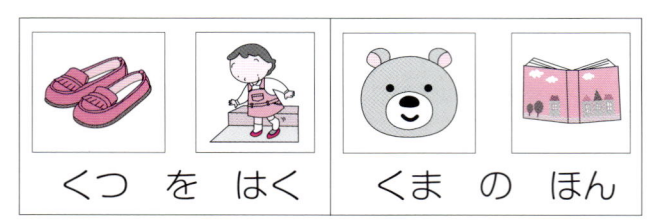

図2 文指導の教材例(実際はD児の写真で作成)

日常生活のなかでD児自身が使うものや，動物，乗り物，食べ物などです．そして，そのことばの絵カードや写真を使い，文字カードとのマッチング練習を行いました．最初は2～3文字のことばから始め，絵カードの選択肢も3～4枚から選ばせるようにしました．初めは1文字ずつたどたどしく読む「逐次読み」だったため，1文字ずつ指さしながら一緒に読んだりD児が読んだりしたあとに，単語のまとまりとして再度読み聞かせ，意味を考えて絵を選べるよう援助しました（図1）．

　このような練習を重ねると，文字を組み合わせて「ことば」として読めるようになりました．また，ことばの最初の文字が正しく読めると，途中の文字や最後の文字が読めないものであっても，絵を手がかりにことばを推測できるようになりました（例：「かばん」は「かはん」と読んでいたが，かばんの絵を見て「かばん」と言い直す，など）．「ことば」として読めるようになると，語頭音（ことばの初めの音）が少し明瞭になり，発音がわかりやすくなりました．

ⓒ　写真を組み合わせた文の構成

　「絵を手がかりに単語を読む」ということができるようになったため，文の指導に入りました．D児の発語を伸ばし伝達力や表現力を高めることが目的だったため，日常動作を表す文を中心に指導することにし，次の3点を意識して指導を行いました．

　①日常動作を表す「名詞」＋「動詞」の文や，指導のなかで使う物を表す「名詞」＋「名詞」の文にして，それぞれ2～3文字のことばを使う

　②興味をもたせ，ことばを想起しやすくするため，D児の写真を使う

　③「名詞」「動詞」それぞれに写真を用意し，文が「2つのことばからできている」という構造を視覚的に提示する

①教材の作成

　図2のような教材を用意しました．日常動作を表す文では，「靴の写真」はD児自身の靴の写真を，「靴を履いている子どもの写真」は，D児が靴を履いている場面の写真を使いました．「食べる」「服を着る」などの写真は，お母さんに家庭で撮っていただきました．指導のなかで使う物を表す文も，実際の本のイラストや本そのものを写真に撮り，教材を作成しました．1枚の紙に

1文ずつ書き，全部で20枚ぐらいの教材を本のように綴じて，指導のなかで「D児の本」として使い始めました．

②文の読み指導

指導では，単語の読み同様，D児が1文字ずつ指さして読んだあとに写真を指さしながら「『くつをはく』だね」とスムーズに読み聞かせ，文表現を意識させるようにしました（図3）．いつも使っている物や自分の姿が写っている写真のため，とても楽しく取り組むことができました．何度も読み返したので，写真を見るだけで文を思い出して言えるようになりました．視覚的な情報（写真など）を使うことで，ダウン症児の弱いワーキングメモリを補うことにもつながりました．

③文表現の応用：伝達に使えるように

文を理解し読めるようになったことをコミュニケーションに応用できるようにするために，指導者が伝達のモデルを示すようにしました．たとえば，「くつをはく」と読んだあとに，「先生もくつをはいてる」と足を見せたり，「あ，ママもくつ，はいてる！」とお母さんの靴をD児と一緒に見たりしたのです（図4）．

練習した文に関連する物や場所を指さし，言語心理学的技法のモデリング（パラレル・トーク，セルフ・トークでモデルを示す）で文での伝え方を示すことで，自分から「くつ，はいてる」と靴を指さしてみせたり，「くまのほん」と本が置かれている棚を指さすようになりました．

④文指導による表現力の変化

教材を使った文の指導は1時間のうち10分程度でしたが，それ以外にも少しずつ文での表現が増えてきました．たとえば，次の課題を選ばせるときに，初めは「シールにする？　本にする？」とシールと本を見せると，指さしで選んでいました．しかし，文の指導後は指さししながら「シール，はる」とことばで伝えることが増えました（図5）．また，文の指導前は「見せて」「やって」と一語文で伝えたときに，言語心理学的技法のエキスパンションで「本，見せて」「先生，やって」と二語文にして聞かせても，自発的に伝えるときには一語文になっていました．文の指導後は，二語文の伝え方を取り入れて自発的に伝えられる場面が増えました．1時間の指導が終わって「お昼ごはん，何食べるの？」と聞くと，「うどん，食べる！」と答えるなど，会話のなかでも自然に文で表現できるようになりました．

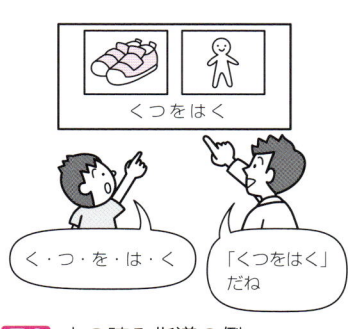

図3 文の読み指導の例

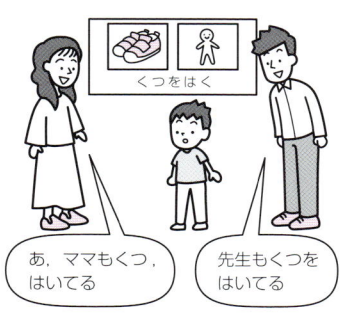

図4 指導者が伝達モデルを示す例

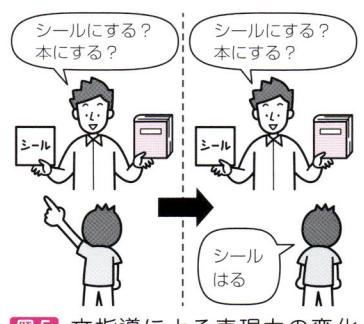

図5 文指導による表現力の変化の例

4　おわりに

　D児は，「遠視・斜視・眼振」「発語が1歳9か月レベル」と，文字の指導には少し難しい段階でした．しかし，物の操作や形の認識が3歳半以上のレベルであったこと，ダウン症児が一般的に弱い聴覚的な記憶が比較的よかったことが，文字を使った指導の有効性につながりました．また，ことばの指導に視覚的な情報（写真や文字）を使うことでワーキングメモリの弱さを補うことにも効果がありました．

　一般的に小学校での文字の指導は，「なぞり書き」「お手本を見て書く」「絵に描かれている物の名前を書く」など，書きの練習が中心です．また，「何度も読む・書く」という練習のため，読めるようになったことばや文を「コミュニケーションに使う」という指導はほとんどありません．

　ダウン症児は聴覚的な記憶に弱さがあるため，書きの練習では文字の読み方（音）に触れるチャンスが少なく，なかなか読み方を覚えられません．また，1文字ずつの練習ではどんな音（読み方）だったかを思い出しにくく，読みがなかなか定着しません．まず読みから練習すること，そして知っている物の写真や言えることばの絵を使って単語で練習することは，正しい音（読み方）を思い出す助けになります．正しく読めるようになった字は，書いてみようという意欲をもちやすくなります．そして，読めるようになったことばをコミュニケーションに使わせるようにすることで，「読むこと」「ことばを覚え，言えること」「コミュニケーションに使うこと」につながりができ，文字の学習にもコミュニケーションにも意欲的に取り組めるようになるでしょう．

（栗本奈緒子）

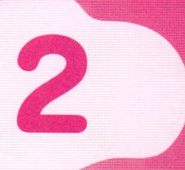

2 言語とコミュニケーション支援：学童期 ①ダウン症児への文字の習得の支援

事例5

　E児は6歳の女の子です．2歳からインリアル・アプローチを受けてきました．人とかかわることが好きでしたが，発声・発話がみられるもののジャーゴン様の発話が多いため，何を伝えようとしているのかがわかりづらく，やりとりが続かない弱さをもっていました．実践のなかでかかわる大人がフォーマットを意識することで，E児の発話頻度が高まり二，三語文の発話が増えました．大好きなサッカーチームのことも伝えてくれます．就学前5歳になったころからことばの数も増え，文字を読むことにも興味が出てきました．そこで，インリアル・アプローチで培ってきたコミュニケーションの力を土台に，就学に備えて学習支援にも取り組みました．

1 はじめに

　E児は読むことに興味が出てきた当初，楽しそうに1文字ずつひらがなを読んでいました．しかし，小学校1年生になる前に予習として文字を学んでほしいという保護者の願いもあり，早くから文字の学習に取り組んだのですが，文字を読ませたり書かせたりしようとすると，「いや」「あかん」と拒否をするようになりました．とくに文字の書きでは指の操作性の弱さからうまく書けず，書くことに抵抗があったのです．この時期に大切なのは，「読めた」という喜びや達成感をもち，意欲を育てていくことにあると思いました．まずは読む喜びを体験すること，そして文字は単に字を音声に変換することではなく，読んだ文字に意味があるのが実感としてわかることを大切にしたいと考えました．E児がどのように「読んでわかる」ようになったかを通じて，ダウン症児にとって文字習得をしていくときに何を大切にしなければいけないのかを考えていきます．

2 検査結果

　新版K式発達検査では，DQ61で知的には軽度域の遅れが認められました（**表1**）．K-ABCの結果では，同時処理に比べ継次処理が優位である傾向が認められました（**表2**）．

表1 発達検査の結果：新版K式発達検査（5歳1か月時実施）

姿勢・運動	認知・適応	言語・社会	DQ	DA
3：1	3：3	2：10	61	3：1

表2 発達検査の結果：K-ABC（7歳0か月時実施）

継次処理	同時処理	認知処理過程	習得度	非言語
80	61	69	73	71

③ 実践内容

ⓐ まずは「読み」の楽しさから

　読み書きの習得は，ことばを聞く，話すに比べ，後天的な学習という要素が大きく影響します．一般的に定型発達児では，文字に興味をもち，読み書きを習得し始めるのは4〜5歳にかけてだといわれています．ダウン症児の場合も発達段階に応じて文字に興味をもち，読み書きを習得していきますが，知的障害を主因とする記憶の問題や概念の弱さ，音韻認識の弱さ，不器用さなど，さまざまなことが読み書きの習得を阻んでいます．読み書きは通常，小学校入学以降，同時進行的に学習が行われています．読みと書きを同時に行うことは，さまざまな阻害要因があるダウン症児にとっては，学ぶうえで負担がかかっているのでは，とE児の学習支援をしていく最初に考えました．

　実際に，E児は文字を読めるようになってきたのですが，大人が読ませたり書かせたりしようとすると，「いや」「あかん」と拒否をするようになってきました．せっかく芽生えてきた文字への興味を失わせてはいけないと思いました．

　また，新版K式発達検査（5歳1か月時点）では，認知・適応（3：3）　言語・社会（2：10）であり，通常4〜5歳から始まる文字習得においては困難さを伴う発達段階であると考えられます（表1）．しかし，文字への興味のほかに，読み書きのための認知的な条件である音韻認識に注目してみると，大人が物や人の名前を「う・さ……」と区切って言うと，次に「ぎ」と答えるように，2〜3文字のことばがどんな音から成り立つのかということがわかっているようでした．このような音韻認識が育ってきたことも，取り組みを始めた根拠でした．

　取り組み始めると，ひらがな清音50音，それを使っての2〜3文字の単語（「いぬ」「みかん」などの名詞）はすぐに読めるようになりました．

　E児への文字習得プログラムで留意したのは以下の点でした．

①得意なものから「できた」「わかった」という達成感をもたせるため，「読み」に焦点をあてる．E児にとって負担になる「書字」は平行して行わない

②意欲を支える．「お勉強」というプレッシャーを与えないようにし，楽しさを前面に出す．そのために，学習のあとは毎回「お楽しみ」活動を行う（例：E児，父親，先生とのボール遊び）．前半は学習，後半は遊びという予測ができ，期待感で前半の学習にも意欲的になりました

ⓑ わかっていくことを大切に：ステップを踏んだ指導

　具体的には，「読み」に焦点をあてた指導内容を，第1段階・第2段階・第3段階に分け取り組んでいきました（図1）．読みは，できるだけ早く文章を読んで理解できることを目指しました．文が読めると，「読んでわかる」につながります．

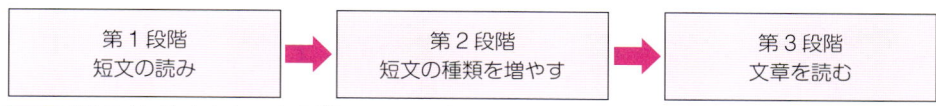

図1 「読み」に焦点をあてた指導のステップ

【第1段階：短文の読み】

　取り組みの第1〜3段階まで大切にしたのは，読んだ文がイメージをもって理解できるかということでした．そのために以下を行いました．

①必ず知っている，および言える語彙を使用する

②2〜3文字の語彙の読みにする

③短文にするときには知っている単語を組み合わせる（たとえば，「いぬ」の身体部位である「め」「みみ」「あし」等の組合せで短文を作る）

④文字だけでなく，イメージ化を助けるために絵を必ず添える

　この段階では，絵と文字の組合せを見せ，文字の表している部位を矢印で焦点化し，確認していきました．次に，絵と「いぬ　の　め」と書いてあるカードを用意し，まず文字だけを読んでもらい，その文字が意味する部位を指さして答えられるか，理解しているか否かを繰り返し行いました．読み教材の例としては，「いぬ」「ねこ」「うま」などの動物の部位を利用し，「いぬ　の　め」「ねこ　の　め」「いぬ　の　みみ」「うま　の　みみ」のようにバリエーションを増やしていきました（図2）．

【第2段階：短文の種類を増やす】

　第1段階の短文の読みが確実になり自信がついてきたあと，第2段階として名詞だけではなく形容詞・動詞の入った短文に，以下のことを留意して取り組みました．

①第1段階と同様に知っている，および言える語彙を使用する

②2〜3文字の語彙の読みを基本に4文字以上の単語も入れ，どのくらい記憶できるかをみる

③「おおきい〜」「ちいさい〜」のように，対概念で提示する．その場合，イメージしやすいように絵を並べて提示する（図3-a）

④動作のことばでは，E児に負荷がかからないように推論しやすい文を提示する（たとえば，「たべる」を基幹語に，「りんご　を　たべる」「ぱん　を　たべる」「けーき　を　たべる」と最初にくる名詞だけを変える）（図3-b）．その課題を十分に行ったあとに，さまざまな動詞「ほん　を　よむ」「ごはん　を　たべる」「うた　を　うたう」の学習に変えていく

　上記の課題を繰り返し行うことにより，読んだときに「読んでわかった」という実感が伴うようになってきました．その結果として，自分から「勉強する！」と言い出すことも増え，お母さんに向かって「かーさん，見といて」と頑張っている自分の姿を見てほしいという様子も多くみられるようになり，ますます読みに意欲的になってきました．

【第3段階：文章の読み】

　読めるという自信が出てきたE児に，次の段階として文章の読み課題に取り組んでもらいました．E児は短文はイメージでき，読んで理解できるようになったのですが，短文を連ねた簡単な文章は理解が困難でした．文字を追い音読はできているのですが，そのあとに質問すると答えられません．その原因として，ワーキングメモリの弱さが考えられました．私たちは2〜3行

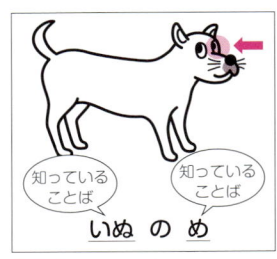

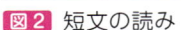

図2 短文の読み

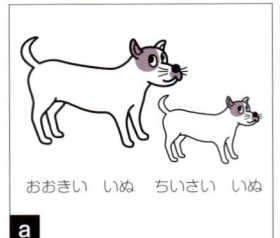

図3 短文の種類を増やす

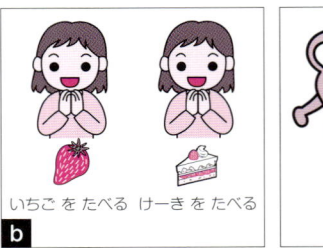

図4 絵を見て文章を読むことによりイメージ化できる

以上の文章を読むときに，前に出てきた情報（登場人物や状況，文脈など）を頭の中にいったん置きながら，文章の内容を理解していきます．これは，ワーキングメモリを使うことでできるのですが，ダウン症児はワーキングメモリに弱さをもっているといわれています[1]．前の文で読んだことがすぐに記憶から消えてしまうと，流れを伴った文の理解は大変難しくなります．そこで，E児のワーキングメモリの弱さを援助するために，以下の点に留意し取り組みました．

①文章を短く2〜3行にする．また，1文だけ読んでも意味がわかる文章にする

②知っている語彙の使用で，意味概念の援助をする

③各々の文章の流れに沿った絵を提示する

取り組みのなかで絵を提示し文章を読むことで，文字と絵の結びつきは強化され，イメージ化できるようになりました．イメージ化とは，**図4**に示したように，たとえば頭の中に"ねこがやってきて魚を食べる動画"が浮かんでくるようになることです．絵を提示しながら何回か読むと，次は絵の提示なしの質問に自信をもって答えられるようになってきました．

4 ダウン症児の文字学習で大切にしたいこと

第1〜3段階で共通して大切にしたことは，単に音読ができるのではなく，「読んでわかる＝イメージ化ができる」という達成感をE児に感じてもらうことでした．読んで理解できると自信になり，次への意欲につながります．障害特性に合わせた支援については，発達障害の子どもに関しては今や広く知られており，その重要性も強く求められています．それと同じようにダウン症の子どもにも，障害特性に合わせた学習支援，読み書き支援が必要ではないかと考えられます．

ⓐ 失敗感・不全感を抱かせない指導

E児は自信がないと，やる前に「いや」「むり」という拒否感がとても強い子どもでした．自分ができているかどうか，うまくいっているかどうかなど，敏感に感じとっていました．また，質問に答えるときにも読んでいたものを「覚えている」「忘れた」ということも理解できていました．自分自身のことを客観的にみられるメタ認知が働いている状態であるとみなせます．発達段階にもよりますが，ダウン症児は自分自身のことがわかるメタ認知がよい子が多いです．よくいわれる「頑固である」「いやいやが多い」などのマイナス評価も，このメタ認知のよさから，やる前から自信をなくし，「できない，いや」となっているのかもしれません．まずは失敗させない，不全感を抱かせないなどの心理的ストレスを減らしていくことが大切なのではないでしょうか．

ⓑ 段階を踏んだ学習の必要性

　ダウン症の子どもに課題を行ってもらう場合，達成できる課題の選定と課題の積み重ねが大切です．ダウン症児の文字学習の阻害要因として，知的障害を主因とする記憶の問題や意味概念の弱さがあげられます．文章理解では，特にワーキングメモリの弱さがあげられます．それらを補うために，読みの課題では，①知っていて必ず言える語彙，②「大きい－小さい」など対概念で提示すること，③読むときに最初は必ず視覚化したものを呈示すること，などが大切であることがわかりました．このような配慮により，想起のストレスが軽減し，前述の心理的ストレスも同時に軽減されると考えられます．

● 文献 ....

1）池田吉史，他：知的障害児・者における実行機能の問題に関する近年の研究動向．東京学芸大学紀要　総合教育科学系Ⅱ，2011

（玉木啓之）

3

実践編　インリアル・アプローチ

2 言語とコミュニケーション支援：学童期 ② ASD の特徴を併存するダウン症児の支援

事例6

　F児はインリアル・アプローチで指導を開始した4歳当初から発語があり，文字も6歳ごろには読むことができました．しかし，人への関心が低く，人との会話や遊びのやりとりが続きにくいという特徴がありました．そこで，人への関心を高め，F児自身が人とのやりとりを楽しめるようになることを目標に指導を行いました．その後，ビデオ分析を行うことで，F児はダウン症の特徴だけでなく，自閉スペクトラム症（ASD）の特徴を併存することがわかりました．ダウン症とASDの2つの特徴を活かした支援について考えた事例です．

1 はじめに

　本事例のF児は，ダウン症にASDの特性を併せもつ女児です．周囲の人には顔貌や話しことばの特徴からダウン症児であることは理解できるものの，ASDの特性があることはなかなか理解されませんでした．

　F児は，ダウン症児としては習得に時間のかかる文字を早くから読み，ことばの記憶に優れ，「寿限無」をそらんじることができました．一方で，トイレの水が流れるのを見るのが好きでトイレから離れられない，知っている人とは挨拶をするが，知らない人に挨拶をされても無視をするなど，こだわりや融通性のなさがありました．F児の場合，自閉症状である行動が，頑固，わがまま，しつけができていないと誤解されることにもつながりました．

　本事例について，インリアル・アプローチのビデオ分析を行い，本児がもつASDの特徴を明らかにし，支援の方法もASDに対応するものを中心に行いました．今回はこのような特徴をもった児童への支援について紹介します．

2 検査結果

　K-ABC検査では，認知処理（62）と軽度域の遅れが認められました．継次処理（68）と同時処理（53）の比較では，継次処理優位の傾向があり，そのほかの比較では統計上，有意な差は認められませんでした（表1）．

表1 発達検査の結果：K-ABC（9歳4か月時実施）

継次処理	同時処理	認知処理	習得度	非言語
68	53	62	58	62

③ F児へのインリアル・アプローチ

ⓐ 実施期間

　2006年9月〜2015年3月．2006年9月〜2008年3月を前期，2008年4月〜2011年3月を中期，2011年4月〜2014年3月を後期としました．本項では，F児の特徴が明らかとなった中期の小学1〜3年生の2年間の取り組みについて紹介します．

ⓑ F児の特徴（表2）

　前期は，単語での発語はあるものの，人への関心が乏しく，一緒に会話や遊びのやりとりを楽しむことは困難でした．好きな遊びも，目についたおもちゃの名前を繰り返し何度も確認したり，「アヒル」→「ガーガー」，「おさる」→「ウッキッキー」などのパターン的にことばを繰り返し，音遊びを楽しんでいました（図1）．中期は，パターン的ではあるものの楽しめる遊びが増えました．物を使ったやりとりでは人よりも物への関心が高くなり一人遊びになるため，物を介さないやりとりを中心に行うようにしました．文章での発話が増えましたが，言いたいことがスムーズにことばにならずに言いよどむことが多く，特に語頭の音が出にくく吃音もみられました．10

表2 F児の特徴

	前期（就学前）	中期（小1〜小3）	後期（小4〜小6）
対人関係	●視線が合いにくい ●表情が乏しい ●人に共感できない	●大人への期待のアイコンタクトは増加	●あまりかかわったことのない人の働きかけには反応しない
ことば	●独り言が多い ●発話は名詞が中心で意図を表す動詞が少ない ●一語文が中心 ●パターン的で場面にはりついた使用が多い	●発音が不明瞭でわかりにくい ●指さし，身ぶりなどノンバーバルの使用が少ない	●パターン的な表現を使うことが得意 ●自由会話でのやりとりが続きにくい
遊び	●人形を出して名前を尋ねることを繰り返す ●遊びが広がりにくい ●新奇なおもちゃや遊びには関心が低い	●一人遊びが多い ●好きな遊びが少ない ●パターン的なことばのやりとりが多く，遊びが広がりにくい	●歌やダンスのなかでミラリングやモニタリングを使い，かかわりを楽しむ ●ジェンガなどルールが明確なゲームでは，ルールを守って楽しめる

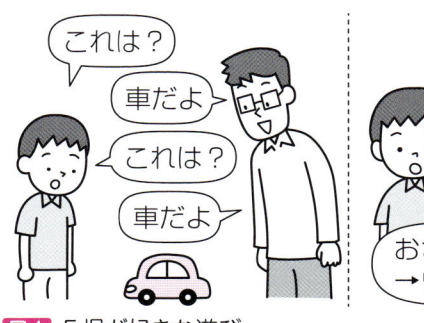
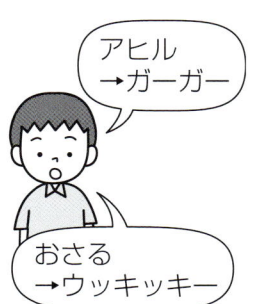

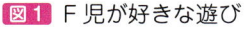
図1 F児が好きな遊び

表3 F児にみられたASDの特徴

行動面	言語・コミュニケーション
● 視線が合いにくい	● 呼名への反応が弱い
● 人よりも物への関心が高い	● 発話はあるものの，人に向かう発話が少ない
● 新奇なものや人とのかかわりが苦手	● パターン的な発話ややりとりが多い
● パターン的な行動が多い	● 他者の働きかけに応じにくい
● 耳からの情報処理よりも，目からの情報処理が得意	● 指さしや身ぶりの使用が少ない

歳ごろには，いろいろな人とのかかわりが増え，やりとり可能な会話のパターンも増えました．ルールや手順が明確なゲームだけでなく，ミラリングやモニタリングなど遊びの発達段階は低いものの，人とのやりとりを要求し，本当に楽しそうに遊ぶことができるようになりました．現在でも，全体を通してパターン的なやりとりを好み，新奇場面や，手順やルールが明確でないものは苦手という特徴がみられます．

ⓒ 自閉的な特徴の整理

　F児にみられたASDの特徴を**表3**にまとめました．

ⓓ 支援の経過

　F児についての手立てのポイントを3点あげました．

①視覚支援：スケジュールの提示・部屋の構造化

②やりとりの場としての学習

③文字を使ったやりとり

　F児は，ビデオ分析や行動観察から，耳で聞くよりも目からの情報処理に優れていることがわかりました．8歳（2年生）ごろには，文を読んで理解することができていました．そこで，はじめに毎回のスケジュールを文字にして示すことと，「遊びの部屋」「お勉強の部屋」と部屋を分けるなどの構造化を行いました．スケジュールを提示し，構造化を行うことで活動の見通しがもてるようになりました．加えて，それまでF児は自分なりのパターンや手順にこだわり，大人の提示した活動には取り組みにくかったものの，視覚支援を取り入れたことで大人の提示した活動にも取り組めるようになりました．

　次に，「お勉強」という時間を活動に取り入れることにしました．通常，インリアル・アプローチ実践では遊びを介したやりとりで言語・コミュニケーションを育てるのですが，F児の場合，遊びは一人遊びになりやすく，一緒にできる遊びもパターン的な遊びに限定されるため，大人との相互交渉が難しいという特徴がみられました．しかし，やりとりの手段として「お勉強」という時間を取り入れたところ，「問題を出す人」と「答える人」という役割ができたことで，交互のやりとりが可能となり，遊びに比べいろいろなパターンのやりとりができるようになりました．

　次に，文字を使ったやりとりを取り入れることにしました．F児は文字への関心が高く，好んで文字を読んでいたために，会話ではF児の好むパターン的なやりとり以外は成立しにくいものの，文字を介せばやりとりが成立するのではと考えました．そこで，大人からの質問や提案を文字にしてF児に読んでもらうことにしました．そうすると，F児は好んで文字を読み，はじめは大人が用意した選択肢から答えを選んで質問に答えることができました（例：「今日は誰と来

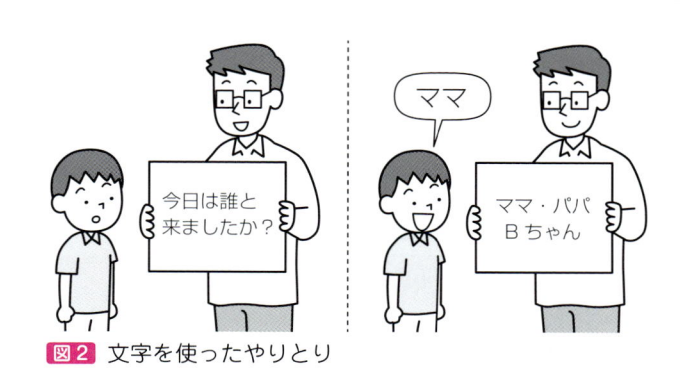

図2 文字を使ったやりとり

表4 トランスクリプト：ジェンガでのやりとり

F児	I先生	N先生
「横に…アンバランス」と言いジェンガを上にのせる	「横に…アンバランス」 ──▶	「横に…アンバランス」
「できた」 ──▶	「できた」と言い，拍手をする ▶	「できた」と言い，拍手をする
ジェンガを見ている ──▶	ジェンガを見ている	「えー，次，N先生やわ」
「ぴゃっぴゃっぴゃっ」と言い，手を上下に動かす ──▶	「ぴゃっぴゃっぴゃっ」と言い，手を上下に動かす	ジェンガを見ている
N先生の手を取る ──────────▶		A児の動作を真似て「頑張るぞ，頑張る．おーおーおー」と言う
N先生の手を取り「ぴゃっぴゃっぴゃっ」と言う ──────────▶		「ぴゃっぴゃっぴゃっ」と言い，手を上下に動かす
手を叩いて笑う ◀──	「うれしいね」 ────────▶	「面白い」

ましたか？」と書いた紙を見せる→「ママ・パパ・Bちゃん（妹の名前）」と書いた紙から一緒に来た家族を選ぶ）（**図2**）．さらに，同じやりとりを繰り返すことで，選択肢がなくても質問に答えられるなど，話しことばによるやりとりができるようになりました．

ⓔ F児のその後

　F児は高学年になり，特定の大人とではありますが，いろいろなやりとりを楽しめるようになりました．これまでは楽しいという気持ちや経験を共有することよりも，F児の好む手順通りに決められた活動を行うことに重点を置いていましたが，高学年になったころから，やりとりに変化がみられるようになりました．F児の好きな歌やダンスを一緒に楽しめるようになり，ミラリングやモニタリングなどのコミュニケーション段階の初期のやりとりを楽しめるようになり，F児から「楽しい」という発言が聞かれるようにもなりました．ミラリングやモニタリングは，ダウン症児でまだ十分にことばの出ない時期のやりとりとして使われるものですが，F児は小学校の高学年になってからわかり，楽しめるようになりました．

　表4のジェンガでのやりとりのトランスクリプトに，モニタリングによる遊びの例をあげました．I先生はF児の好きなフレーズをそのままモニタリングをして返すのですが，N先生はモニタリングをせずに，自分流のことばを言っています．F児はN先生の手を取り「ぴゃっぴゃっぴゃっ」と促します．N先生が同じようにモニタリングすると，手をたたいて笑っています．F

児には会話のやりとりで好む音のフレーズ（きこふぁ，きんこんかん，なんじゃもんじゃなど）があり，会話のなかで決められた場面で好きなフレーズを言ってくれるかどうかで，自分との親しさの度合いをはかり，好きな歌に合わせてF児が考えた振り付けで一緒に踊る遊びを楽しんでいます．

4 まとめ

　ダウン症に加えてASDの特徴のあるF児に対しては，ダウン症とASDという2つの側面からの支援が有効であることがわかりました．
　自閉的な特徴を活かした対応としては，以下のような支援を取り入れました．
・会話の場面で写真などの視覚情報を用いる
・ルールが明確なジェンガなどの遊びを取り入れる
　ダウン症の特徴に対しては，
・F児の知的な能力に比べると低いコミュニケーション段階の遊びであるミラリングや無意味なことば（本人にとっては音韻の印象が楽しい）のモニタリングなどの意味を介さないやりとりも尊重し，遊びとして楽しむ
・遊びの主導権をF児にもたせて歌やダンスなどF児が好む遊びを一緒に楽しむ
　さいごに，今後の課題としては，①F児の知的な能力や知識と，楽しめる遊びのレベルが違うために，知識を得ることと，楽しいと思える活動を分けて考える必要がありました．また，②ことばの記憶に優れ，自閉的な特徴である筋書や言い回しをすぐに記憶するものの，ダウン症の特徴である意味や概念の理解に弱さがあり，難しい文章や言い回しを使っていても十分には意味理解を伴っていないことがあります．そのために，実力以上の評価を受け，もっとわかるはず，できるはずととらえられ，周りの要求が高くなることも課題としてあります．今後もF児との実践を通し，F児と一緒に一つずつわかることやできること，楽しめることを増やしていきたいと考えています．

（石田朋子）

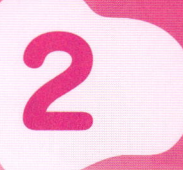

2 言語とコミュニケーション支援：学童期 ③会話段階のダウン症児のことばの問題

事例 7

　G児は 2 〜 12 歳までインリアル・アプローチの指導を受けました．小学校低学年時のG児は支援学級において，先生の指示に従えない，すぐイヤと言う，ゲームのルールが守れない，「負け」を受け入れられないなど，多くの問題点を指摘されていました．人とかかわることが大好きなG児がなぜ自分の意図をうまく伝えたり，相手の提案を受け入れたりすることができなかったのでしょうか．会話期のダウン症児のことばの問題を，インリアル・アプローチの実践場面から分析し考察した事例です．

1 はじめに

　G児は 8 歳のダウン症の女の子です．発音の不明瞭さはありますが，人とかかわることが大好きで，少ない語彙と身振りや指差し，実際に行為をやってみせて伝えることで，楽しいやり取りをすることが上手です．しかし，一見楽しそうなやり取りの場面でも，語彙の乏しさやことばの汎用から自分の意図を十分に相手に伝えられません．また，会話の前提や意味概念の理解が弱いため，相手の発話意図がわからず，会話がすれ違ったり混乱する場面が多くみられました．G児のこのような会話上の意味・語用論的な理解の弱さが，当時の学校でのディスコミュニケーションの一因と思われました．本項では，会話のすれ違いの要因となったG児のことばの問題について考えていきます．

2 G児へのインリアル・アプローチ

ⓐ実践期間
　1999 年 6 月〜 2009 年 3 月．

ⓑ分析期間と方法
　実践 1 回（2005 年 10 月 22 日）の前半 40 分のなかからすれ違いや混乱のみられる 4 場面を取り上げ，その要因について分析しました．

3 分析の結果からわかったこと

ⓐ分析した場面の様子
粘土遊びの場面での様子を表 1 に示します．

表1 トランスクリプト：粘土の場面─何を作るの？─

G児の意図	G児の発話 ▲：ことば足らず ＿＿＿：拡張的使用（汎用）		大人の発話 大人（S先生），大人（M先生），母
せーのーはいって見せるのをしよう	粘土を丸めながら，▲「せーのーはい，すんのやろう」	→	（M）粘土を丸めながら，「うん 丸作って」
	「せーのーはい」と言って粘土を見せる	⇒	（M）「まるー，はい，まる」と粘土を見せる
まだまだ，もっと丸くしよう	粘土を丸めながら「無理やで」	→	（M）「えっ？」
もっと丸めるねん	丸めながら▲「まるまるすんねん」 「うん」	→	（M）「まるまるもっときれいに」
これで先生も作ったら	「いいよこれ」と袋を見せる	→	（S）「はーい」と袋を受け取る
先生も作って	▲「どうぞ」	⇒	（M）「ふわふわよ」
ふわふわだよ	「ふわふわで」	→	（S）「ほんとだね，この紙粘土ふわふわだね．じゃあ何しようかな」
	「ボール」	→	（S）「小さいボール？」
せーのーはいって見せるのするんだよ	▲「せーのーはい，すんねん」と粘土を見せる	→	（M）「はい」と言って粘土を見せる （S）「くるくるボール？」
	「うん」と言って丸める	→	（S）「じゃあ先生ちびちびボール」
	「えーっ」と笑う	→	（みんな）笑う
お母さん，まだ小さいよ	母の粘土を指さし「あっ，たーちゃん，あかん」と袋を取る	→	（母）「えっ？」
もっと大きいのを作るんだよ	「おおいはいいよ」と袋を母に差し出す	→	（S）「大きいのがいいの？」

①粘土の場面─何を作るの？（やりたい遊びの内容を十分相手に伝えられない場面）─

　G児が大人とプレイルームで粘土遊びをしています．G児は以前に粘土を丸めて見せ合いをし，楽しかったことを覚えていて，同じ遊びができることを期待しています．

　何度も丸めた粘土を見せる素振りと「せーのーはい」ということばで，「ボールを作り，『せーのーはい』と見せ合いをしたい」という意図は示しますが，説明が不十分でやりたい遊びの内容を相手に伝えられないまま，大人は動物の顔作り，G児はボール作りと別々の遊びをすることになります．この場面で大人が粘土を丸めて見せたのに対し，G児が「無理やで」と答えます．G児の発話の意図は「もっと丸くしよう」であり，これはことばの汎用です．語彙の少なさによる拡張的なことばの使い方ですが，自分の意図を相手に伝えられない原因の一つになっています（**表1**）．

②粘土の場面─何だと思う　おめめ？（話の前提理解ができず，次第に混乱していく場面）─

　大人が粘土のうさぎの目にする材料として何を取ってくると思うか，G児に質問します．大人の「先生，おめめ，いいこと考えた．ちょっと取ってくるわ，おめめ」の発話に，G児は内容が理解できないまま「いいよ」と返事をします．そのためG児は大人から「何だと思う，おめめ？」と聞かれると，目の材料を問われているとわからず，しりとり的発想で，「めがね」と「め」のつくことばを答えます（**図1**）．その後も「ごまかなあ」「ゴミかなあ」と話題は「目の材料は何か」という前提で進みますが，しりとり遊びを考えているG児は「いいよ」と調子よく受け答えはし

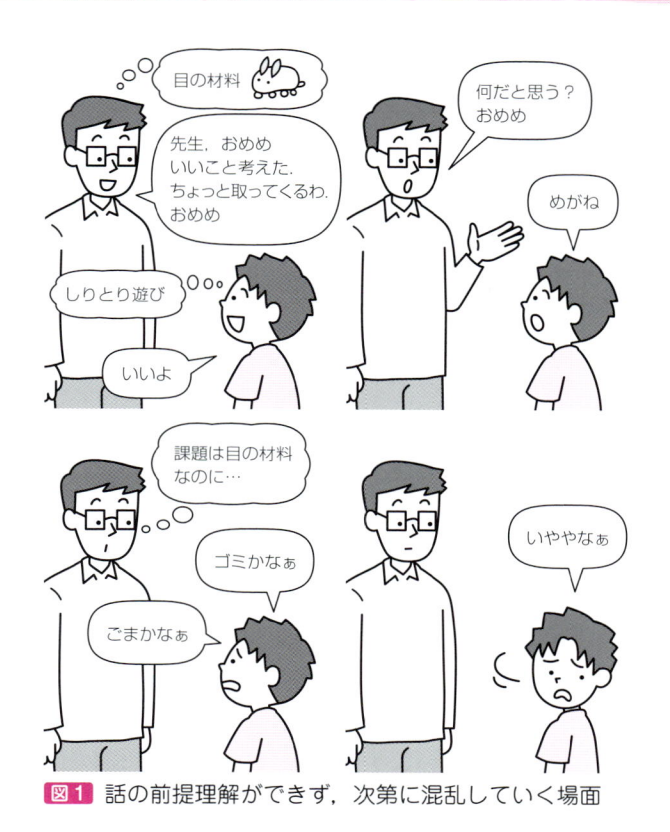

図1 話の前提理解ができず，次第に混乱していく場面

ているものの次第に混乱し，とうとう「いやややなあ」と向こうを向いてしまいます．

　質問の内容が理解できなくても，G児がとりあえず返事をしてしまうのは会話の調整機能によるものですが，ダウン症児は意味概念の理解の弱さや疑問を焦点化することの難しさから，わからないことを質問して明確にすることが苦手です．その結果，質問して知識を得たり，会話を展開したりすることができません．相手の意図や話の前提がわからないまま会話が進むので，相手と話題を共有できず，会話が続かなかったり飛んだりしてしまいます．

③粘土の場面―おへそボール（相手の意図がわからなかったり，自分の意図を伝えきれず「あかん」と否定語を連発する場面）―

　大人は粘土にビーズをつけて，「いぼいぼボール」を作ったり，ビーズをボールの中に入れておへそボールに見立てて遊びを広げようとしますが，G児は大人の意図がわからず，また粘土を丸めて見せ合いをしたいと思っているため，「あかん」を連発します．このときの「あかん」は「G児の考えと違う」という意味だったのですが，「（〜だから）いやだ」のように構文で気持ちや意図を表現できないために，「あかん」という簡単なことばで代用しようとし，ディスコミュニケーションが起こる場面です．

④なぞなぞカルタの場面―それなーに？（語想起するときに頭文字を手がかりにしているので，意味から想起するのが難しく，なぞなぞカルタで失敗する場面）―

　大人となぞなぞカルタをしている場面です．読み手が「『公園でポッポ，豆が好き，これなーに？』の『こ』」と読み札の語頭を言うと，G児はすばやく取れます．ところが，取り札に描かれ

表2 G児のことばの問題点

問題点	考えられる要因	具体例
発音不明瞭	● 滲出性中耳炎のための伝音性難聴 ● 口腔機能の未熟さ，子音の発音が不明瞭であったり省略される	多い(ooi)はいいよ：(正)大きい(ookii)のがいいよ 子音の(ki)が抜けてしまった
ことばの使い方がおかしい	● 活用の誤り ● 数詞の誤り ● ことばの汎用(拡張的な使用) 意味理解が不十分なため似たような意味のことばを使ったり，語彙が少ないため簡単なことばで代用する	こわいないよ：(正)こわくないよ 10まい：(正)10こ あかん：(意図)してはいけない，違う，嫌だ，「あなたの言うことが理解できない」 無理やで：(意図)できない，違う，合わない，おかしい，やりたくない
意味理解の弱さと語想起の方法	● 意味から答えを推論できず，頭文字を手がかりに語想起しようとする	なぞなぞカルタの失敗(カルタ取りからなぞなぞへのルールの変更がわからない)
説明不足	● 語彙が少ないため意図を明確に伝えられない (〜だから)いやだというように構文で気持ちや意図を表現できない．( )の部分は相手が想像することになり，すれ違いの原因となる	「『せーのーはい』すんのやろう」 　意図 「せーのーはい」って作ったボールを見せるのしよう 「いやだ！」 　先生の理解：(靴を取りに行くのが)いやだ 　G児の気持ち：(皆に遅れるのが)いやだ(だから取りに行きたくない)
意味を考えずとりあえず返事をする	● 会話の調整機能	大人：「お母さんがたぬき？」 (意図)：お母さんが粘土でたぬき作るの？ G児：「うん」 G児は質問の意図がわからないが，とりあえず返事をした
話題や文脈の前提が理解できない	● 意味理解が不十分	大人：「ちょっと取ってくるわ，おめめ」 (意図)：おめめの材料をちょっと取ってくるわ G児：「いいよ」(とりあえず返事をした) 大人：「何だと思う，おめめ？」 (意図)：おめめの材料は何だと思う？ G児：「めがね」(しりとり的発想)
わからないときに質問し明確化できない	● 語彙が少ない ● 適切な構文を使えない ● わからないということを伝えない ● わからないと言ってよいことを知らない	大人：「めがね？　うーん　ちょっと違う．このおめめにするもの」 G児：下を向く

た動物を問われると，カルタからなぞなぞへのルール変更がわからず，「えーと『こ』ねぇ，こくご」と「こ」から連想したことばを答えます．これは読み札の内容を聞いて，推論して答えを出すことができないためです．G児は取り札に書かれたひらがなから名詞を想起しようとして失敗し，混乱していきます．

❺ G児のことばの問題点

以上❹-①〜④の4場面の分析をもとに，G児のことばの問題点を表2に整理します．

4　まとめ

　対象児は発音が不明瞭，語想起がしにくいということばの問題をもっています．学童期を迎え，文字学習が進み，文字をヒントに日常使えることばが増えました．たとえば，友だちや先生の名前が発音不明瞭なために伝わりにくいときは，文字を書くことで正しく伝えようとしたり，頭文字を手がかりにことばを想起したり，ことばと絵を対にして覚えることで語彙数が増えたことなどです．また，しりとりやカルタなど文字を使った遊びも楽しめるようになり，さまざまな進歩がみられました．

　しかし，会話では文脈や話題の前提を理解しつつ，話し手として自分の意図を明確に伝え，また聞き手として相手の発話内容や意図を汲み取るという高い能力が求められるため，一見楽しいコミュニケーションの場面でも，今回の事例にみられるように多くのすれ違いや混乱をきたします．

　大人の援助としては，粘土の場面ではG児のやりたいことを理解している大人がト書き発言をし，G児の意図を明確に伝えたり，エキスパンションでG児の言いたかったことを正しく整理して返すことが必要です．また，なぞなぞカルタの場面では，取り札の裏に動物の名前（答え）を書いておくなどの工夫が求められます．

　この事例のようにディスコミュニケーションが起こる原因を考えると，教育の場においても自分の要求や意図を相手にわかるように伝えられているか，子どもが話題や文脈の前提，意味理解ができているかに配慮した援助の必要性がわかります．

　また，生活や療育，学校の授業のなかで適切な語彙や構文を使う機会を発達段階に応じて設定することが，ことばの学習を促し，豊かなコミュニケーションができる力となっていきます．

　G児は支援学校の高等部3年生になり，学校やダンスレッスンではわからないことを自分から質問することができるようになりました．インリアル・アプローチの指導のなかでは，G児が理解できない場面は「先生もわからないなあ」「わからなかったら聞いてみようか」など大人もわからないことがあること，そしてわからないことはいけないことではなく質問すればよいことを示してきました．短い文章やことばでしか気持ちを表せず説明不足であったところは，パラレル・トークやエキスパンションでG児の意図を確認し明確化することで，相手に伝わったことをG児が実感できました．それは自分の気持ちを大切にされたといううれしい経験となり，人とのよい関係性を自分から築ける力につながりました．

（玉井るか）

Column　ダウン症としての特性と一人の子どもとしての個性

　ダウン症児の性格特徴は，当然ではありますが，一様なものではありません．素直で優しく，純真で協調的な穏やかな性格といわれることが多くありますが，周囲に過剰適応して一生懸命になりすぎてしまう子どももいます．一方，頑固で固執傾向があり，融通がきかなく，わがままにみえる人もいます．そのような子どもは，状況判断はよくできるものの，言語によるコミュニケーション力が不十分なために周囲から理解されず，気持ちを態度や行動で表現してしまうためと考えられています．一人のダウン症児でも，置かれた環境によってはこれらの両方の面がみられることがあります．また，年齢によっても性格に違いが見られ，思春期を迎えるころになると，性格の変化もしてきます．

　一方，一人ひとりでみると，一部にはすばらしい才能に恵まれ，プロの書道家や絵本作家，画家，音楽家，ダンサーとして社会から注目を集めている方々がいます．各々に備わったまじめに努力するという才能の上に周囲の理解がそろって成し遂げられたものと思われますが，皆ができるわけではありません．言語発達をはじめ，重度の発達の遅れを示す場合もありますが，一人の子どもとして，与えられた環境のなかで能力を最大限に表現するパフォーマンスは，ダウン症があるかないかとは無関係のものであり，人としていわゆる「普通」のことです．

　このように，ダウン症児を一括りに見ないで，一人の子どもとしてみていくことを保育者には理解してほしいと思います．

（玉井　浩）

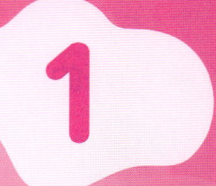 ダウン症者の生涯発達支援 —幼児期から生涯を見据えた支援—

1 生涯発達の視点からみた青年期・成人期の姿と課題

　ダウン症は，これまで自閉スペクトラム症（ASD）などの障害に比べて適応上問題となる行動は少なく，幼児期や児童期において育てづらさが取り上げられることはありませんでした．一方で，青年期以降のダウン症者のなかには，集団において不適切な行動が見られる方も多くいます．なかには生活全般に不活発となり，心身ともにひきこもり，日常生活や就労に向けた支援が難しくなることもあると支援現場から報告されてきました．また，20歳前後に生活適応水準が急激に退行する，いわゆる「急激退行」が青年期・成人期のダウン症者に一定の割合で出現していることが報告されて久しいです[1-4]．「急激退行」の原因は不明ですが，この退行の現れる年齢層が共通で，今のところ医学的検査において特定の所見が確認されていないことから，ダウン症の心理的な特性と密接に関連し，しかもライフステージにおいて青年期・成人期に現れているため，この時期の環境変化が一つの要因となって生じていると考えられます．さらに，「急激退行」の発症前後のプロセスやその後の療育や支援の経過をたどると，彼らの成育環境とも深くかかわりのある症状であることに気づきます．しかし，「急激退行」の現れるダウン症者がいる一方で，青年期・成人期の環境変化にも比較的柔軟に対応している方も多くいます．それは，生まれもった気質や素因に，養育環境や成育歴などが影響して，その人の性格・行動の特徴となっているからです．

　ダウン症において幼児期から児童期の養育と，こだわりからの切り替えに代表される行動の柔軟さとの間には関連があるという報告があります[5]．成人期のダウン症者において比較的柔軟にこだわりから切り替えのできている方々の保護者は，それまでの成育歴のなかで有意に多くの事柄を大切に養育していました．しかも，それらの事柄は共通してライフステージ各期と密接に関連するものでした．具体的には，幼児期から児童期の前半においては保護者と一緒に「運動する」ことを大切に，その後の児童期には「早寝・早起き」に代表される生活のリズムと「身だしなみ」に代表される生活習慣を，さらに青年期には「興味・関心の広がり」を大切にして養育していました．この結果は，ダウン症という障害ゆえの性格・行動の特性があったとしても，その後の養育環境や成育歴などが影響し，一人ひとりの性格・行動の特徴となっていくことを推測させるものです．同時に，ライフステージ各期の発達に応じた養育や教育の大切さを示唆するものでもあります．

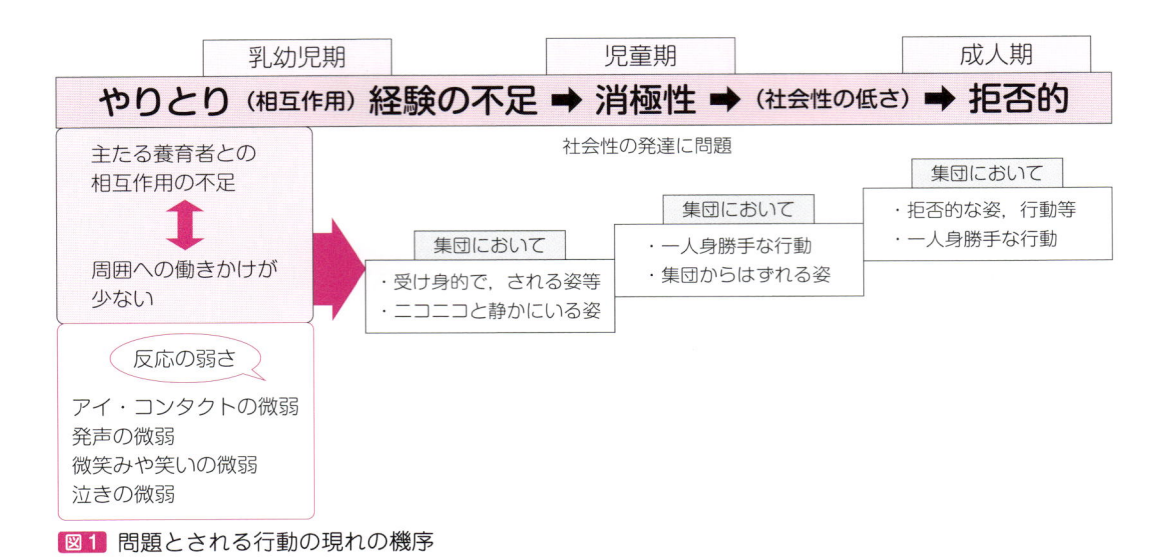

図1 問題とされる行動の現れの機序

2 児童期以降の問題とされる行動の現れとその機序

　児童期以降のダウン症者において問題とされる行動は，どのように生じ，変化していくのか，その機序を図1に示します．

　ダウン症児は，その障害のため出生後の長い期間，泣きや発声，笑い・微笑み，アイ・コンタクト等の反応が弱い状態が続きます．すなわち，本人から周囲への働きかけが少ない状態で乳児期を過ごすことになります．その結果，主たる養育者である保護者との相互作用（やりとり）が少なくなります．その状態のまま集団に入っても，そこでの行動は，おとなしく，ニコニコといる姿が，さらに，活動場面においても受け身的で周囲から様々にされる姿が代表的な姿として現れます．しかし，これらの行動がこれまで問題となることはありませんでした．したがって多くの場合，そのまま児童期を迎えることになります．児童期の集団では，一人ひとりが集団の一員としての行動を要求されます．その集団で自ら人とかかわっていく行動がとれないダウン症児は，結果として集団から外れる姿として，そして，一人身勝手な行動をとる姿としてとらえられることになります．児童期におけるこのような行動に対する周囲の取り組みは非常に重要です．しかし，多くの場合，「本人の意思を大切に」や「無理をさせない」と周囲の大人が考えて対応した結果，集団に参加できるようになるための手立てを積極的に見つけないままに児童期を過ごさせてしまうことが多いようです．この児童期の過ごし方では，本人も集団参加のための手立てを身につけられないまま青年期・成人期に向かうことになります．青年期・成人期は，一般に，児童期より大きな集団で，しかも本人に対して役割のある参加が求められるようになります．本人は，たとえそこでつまずいても，参加のきっかけを見つけることも，つまずきに向けて取り組む手立てもないままに集団にいることになるのです．その行動は，集団から外れた一人身勝手な行動であり，集団の意思に反した拒否的な行動としてとらえられます．その結果，青年期・成人期のダウン症者には，集団において不適切な行動をとる方が多いとみられているのではないでしょうか．

　ダウン症者は，繊細で傷つきやすく，プライドが高い一方で，大きな環境の変化や良好とはいえない環境にさらされたとき，想像以上にストレスを感じることが知られています．ストレスに

表1 生涯発達支援の視点からみたライフステージ別の課題への取り組み

ライフステージ	発達課題
10 歳台	体調の安定に努めること，心身の健康への取り組みとしてさまざまな学習や活動経験
10 ～ 20 歳台	就労に向けた学習と社会生活に向けた学習や活動経験
20 ～ 30 歳台	将来に向けた生活の場の決定とその場でのコミュニケーションや就労に関する学習の継続・伸長
40 歳前後	日常生活能力の維持と，老後の生活に向けた新たな日常生活指導の取り組み
50 歳前後	体調の安定（不調の予防）に向けた心身の健康への取り組み（学習や活動経験の継続）

対し彼らは，自分の外にある人や物に向かうのではなく，自分の内にこもり，心身ともにひきこもった姿を現すことになります．ひきこもった姿は，周囲からは動作の止まった姿として，さらに，物事に対しても限定的な興味，関心しか向けない姿としてとらえられます．ダウン症者のこのような状態に対して，これまでの療育や支援を通して，いくつかの取り組みの重要性が明らかになってきました．第一は，本人の健康維持に努めることです．そのうえで，本人が楽しめ，意欲的に取り組める活動をつくること．そして，友だちや仲間といった対人関係をつくること，さらに，その結果として，今日という日に生きがいをもつことです．これらは，成人期に向けて，児童期から実行すべきことでもあり，生涯を見据えた生涯発達支援のめざすところでもあります．

3 生涯を見据えた生涯発達支援の視点の重要性

　ダウン症者は，これまで短命であると考えられてきました．しかし，近年の医学の進歩をはじめとして，教育，福祉，労働などの法律や制度の整備とそれに伴う社会資源の充実等に伴い，ダウン症者も長命化がはかられ，現在，日本では寿命は 60 歳を超えると言われています．その結果，求められるようになってきたことが，生涯を見据えた生涯発達支援の視点です．

　生涯発達支援とは「人は生涯を通して発達している存在です．そのなかで各ライフステージには，その時期に育てなければならないこと，経験しておかなければならないことがあります．各ライフステージは，それらの課題や経験に取り組む生涯において唯一の時期です．そこで，将来を見据えて今，そのライフステージの課題や経験に向けて精一杯に支援すること」です[6]．

　全国の相談支援事業所を対象に，相談内容からみるダウン症者のライフステージ各期の発達課題を明らかにした伊藤ら[7) 8)]，城田ら[9-13)]によると相談件数は，日常生活，不調不適応，就労関係，社会的トラブルに関する相談の順に多くありました．さらに，相談内容に関して年齢別の割合から，日常生活に関する相談は，20 歳以降 40 歳台までは一定の割合であり，50 歳台になってさらに増加がみられました．また，不調不適応の相談は 10 歳台に多く，以後 20 歳台と 30 歳台は一定の割合であるが，40 歳台で減少し，50 歳台から増加が始まり 60 歳台へと多くなっていました．さらに，就労の相談と社会的トラブルの相談は，20 歳以降 40 歳台までの年齢段階で特に多く，この年齢間では差はみられませんでした．これらの結果をもとに，生涯発達支援の視点からみたライフステージ別の課題への取り組み（発達課題）を**表 1**に整理しました．

　表 1より，10 歳台は体調の安定に努め，心身の健康を目標にしたさまざまな学習への取り組みを行う時期です．その後，10 歳台の後半から 20 歳台にかけて就労や社会でのトラブルに対

する学習を行うことが重要です．さらに30歳台にかけて将来に向けた生活の場の決定が特に重要となります．そして，40歳前後の心身が最も安定する時期は，新たな生活の場で日常生活能力の維持と，今後の加齢に伴う日常生活能力の変化，具体的には，老化による低下・衰退を想定した新たな日常生活指導の取り組みを始める必要があります．さらに，50歳前後には体調の安定に向けた心身の健康への取り組みにより不調の予防をめざす時期となります．

4 幼児期から児童期の支援

　幼児期から児童期にかけて取り組む活動は，共通するものが多くあります．しかし，活動が共通であっても幼児期は，大人や子ども同士とのやりとりを交わし，かかわり合いを体感することが重要です．一方，児童期になるとかかわり合いのうえに，どこまで達成できたかといった達成水準やどのように達成に至ったかという過程や方法が重要となります．

　幼児期から児童期にかけて重要な活動として，運動遊び，生活活動，そして，学習活動があります．さらに，児童期には，児童期の発達課題とともに，新たに学校での行動とストレス耐性を高める取り組みが必要となります．

ⓐ 運動遊びを通して

　幼児期にダウン症児が楽しみながら取り組める水泳やダンス，ボール遊びなどの運動遊びを通して，大人や子ども同士でコミュニケーションする力が育っていきます．この力は，児童期になると多様で大きな集団である学校での生活に適応していくための大切な力となっていきます．また運動遊びによって，さまざまな活動への取り組みにおいて重要な，動き出そうとする気持ちと，活動に持続的・継続的に取り組む動き続けられる身体や気持ち，さらに，大人とのやりとりを通して，指示を聞き・理解し，応える力や模倣する力など学習に向かううえで重要な力を育むことにつながります．

ⓑ 生活活動への取り組みを通して

　衣服の脱ぎ着や片付け・準備は幼児期の比較的早い時期から取り組める生活活動です．したがって，ダウン症児においても幼児期から家庭や園などで取り組まれてきた活動です．児童期には，さらに持ち物の整頓や清掃，将来の生活に向けた調理，洗濯などの活動にも役割をもって取り組んでいきたいものです．これらの活動への取り組みには，学習の基礎・基本である物と物とのマッチングや分類することでその物の特徴を見つけ出す力や大人とのやりとりする力，模倣する力など，学習において大切な力を育むことにつながります．

ⓒ 学習活動を通して

　児童期は，それまでの生活に新たに学習活動が加わる特徴的なライフステージです．この学習活動に対しては，興味をもって楽しみながら，そして意欲的に取り組めるように周囲が常に心がけることが大切です．そのためにもADL（日常生活基本動作）や役割をもった手伝いのような，毎日の生活面への取り組みを通して大人としっかり達成感を共有することが重要です．そのような取り組みを通して学習への心構えを作り，学習に持続的に取り組む力を育むことになるので

す．文字や数字を覚えこませ，操作させることよりも，学習活動に対する興味・関心をもち続けることや達成を通して成就感を経験し，期待感を育てることが将来に向けて特に重要となります．

d 児童期の発達課題

児童期になるとダウン症児も，学校という乳幼児期には想像もつかない広く大きな集団を経験するようになります．さらに，そこでは，できないことであってもできるところまでは頑張ってやらなければならないこと，甘えても，泣いても目の前の問題は解決しないことを教師や友だちとのかかわりを通して経験することになります．したがって，児童期のダウン症児にとって大きな目標となるのが，乳幼児期に獲得し・できていたことを，場や人が異なる新しい環境においても今まで通りできるようにすることです．さらに，クラスや学年での生活を通して，集団内での適切な行動を獲得することも新たな目標となります．

e 学校での行動とストレス耐性

ダウン症児の学校での行動について，細川ら[14]は，小学校の通常学級，特別支援学級，特別支援学校小学部の担任に尋ね，「疲れやすい」「ルールのある遊びへの参加が難しい」「クラスに対する一斉指示だけでは理解できない」「集中力，持続力に欠け，すぐにあきてしまう」などを見出しました．児童期のダウン症児にとって，これらに関し丁寧に指導していくことが重要です．さらに，これらの行動は，通常の学級＞特別支援学級＞特別支援学校の順に多く出現していたことからも，その出現には環境要因が大きく影響していることが考えられます．ダウン症は，これまでもストレスに弱いという指摘がありましたが，ストレス耐性や解消方法の指導が幼児期からの重要な発達課題となります．ストレス耐性を高める取り組みとしては，まず，生活のリズムの安定があります．そのためには，起きる時間・寝る時間を決め，食事の時間を一定にすること，さらに，運動的な活動を生活のなかに位置付けることが重要です．これらは，成人期以降の安定した生活にも通じる取り組みです．

5 児童期から青年期・成人期の支援

ダウン症者においても児童期から青年期・成人期へと移行する時期は，学校から社会へといった環境の変化以上に心理的な変化が大きくなります．学校生活から職業生活への移行は，本人の心において想像以上に大きな変化となります．また，心身共に親から自立していく時期にもあたります．

ダウン症者においても親からの干渉や家族と一緒の行動を好まなくなります．すなわち青年期・成人期は，精神的にも物理的にも親離れの時期です．そのなかでダウン症者においても孤立傾向や過剰な自尊心（プライド）など青年期・成人期に特有な心の変化を具体的な行動として現わすことになります．ただ，親や家族からの自立に対し，一方で仲間とのかかわりを強く求めるようにもなります．しかし，そのかかわりは幼児期や児童期のようにいつも受け身的で，服従的な関係だけでその集団にいることはできないのがこの時期の特徴でもあります[15]．児童期から青年期・成人期に向けた取り組みとして，「活動」をつくる，心を育てる，そして，「働く」に向けての3点があります．

ⓐ「活動」をつくる

　青年期・成人期は，環境の変化以上に移行に伴う対人面の変化によるストレスが大きくなります．したがって，たとえある特定の仲間集団では受け身的であっても，その人の生活のどこかで仲間の先頭に立って活動し，活躍できる場が，あるいは，そのような仲間関係をもつことが重要です．そのような仲間関係がもてない場合には，自身が興味・関心をもって積極的に取り組める活動をもつ必要があります．なぜなら，そのような取り組みにより自信や自己効力感を体験し，プライドをもって安定してこの時期を送ることができるからです．そのためには，幼児期・児童期からのさまざまな活動への取り組み，具体的には，習い事や社会資源を使ってのスポーツや音楽活動への取り組みなど趣味や楽しみの活動づくりが重要となります[15]．

ⓑ心を育てる

　児童期は，集団のなかでのさまざまな活動に対して自発性や自立性，さらに自主性，主体性といった，意欲をもって積極的に取り組む態度が育てられてきました．青年期・成人期になるとさらに，活動や仕事に安定的に・継続して・最後まで取り組む責任性が求められるようになります．これらの積極性や責任性の基礎として，幼児期から取り組まれてきた集団生活に向けてルールや規律をもって活動に向かう自律性があります．ただこの自律性は，厳しく教え込むことで身に付けられるものではありません．乳幼児期から大人と一緒にさまざまな活動に楽しくかかわり，やりとりを行って取り組む経験を通して育てられる人への応答性やさまざまな活動の経験を通して感じる成功感・達成感といった感受性が育っていることが基盤となるのです[16]．

ⓒ「働く」に向けて

　児童期から青年期への接続の時期になると社会に出る準備として「働く」に向けた活動が加わることになります．「働く」を支えるものは，これまで培ってきた自己肯定感や感受性・応答性，主体性です．これらは，生活活動や学習活動を通して育てられるものです．ただ，「働く」に向けては，さらに，安定的に・継続して・最後まで取り組む責任性が求められることになります．責任性を培うために必要なことが，家庭や学校生活において行われてきた役割をもっての活動への取り組みです．すなわち，幼児期からの家庭での役割をもっての手伝いや児童期の学級での係活動や校内での委員会活動が大切な取り組みとなります．たとえ障害が重度であっても，役割をもった活動への取り組みは可能です．「働く」に向けての取り組みは，プライドを尊重し，さらに育みながら役割活動を通して責任性を育てていくことが重要です[16]．

🌸 文献 ••

1）菅野　敦，他：ダウン症候群の早期老化と青年期・成人期急激『退行』の実際．第29回発達障害学会研究大会論文集，47-48，1994
2）菅野　敦：ダウン症候群の生涯発達に関する研究　－成人期以降にみられた3つの発達タイプ－．発達障害学会第30回研究大会発表論文集，1995
3）菅野　敦，他：青年期・成人期急激『退行』を示したダウン症候群への治療教育．特殊教育研究施設研究年報，113-122，1997
4）菅野　敦，他：成人期ダウン症者の加齢に伴う能力と行動特性の変化．発達障害研究 20，62-71，1998
5）岡村亜希子，他：ダウン症者の「こだわり」への対応と切り替えについて．日本発達障害学会第44回研究大会発表論文集，192-193，2009
6）菅野　敦：障害児者の理解と教育・支援．金子書房，28～39，2008

7）伊藤　浩，他：成人期支援サービス事業所の相談支援における「退行」・「早期老化」に関する相談の分析．日本特殊教育学会第 47 回大会発表論文集，425，2009

8）伊藤　浩，他：「青年・成人期の発達障害者に対する相談支援に関する調査」から見た相談支援における実態と課題（2）－相談内容とネットワーク構築における実態の分析－．日本発達障害学会第 44 回研究大会発表論文集，198 － 199，2009

9）城田和晃，他：「青年期・成人期の発達障害者に対する相談支援に関する調査」の現状と課題－特別支援学校を対象とした全国調査から－日本特殊教育学会第 47 回大会発表論文集，301，2009

10）城田和晃，他：「青年・成人期の発達障害者に対する相談支援に関する調査」からみた相談支援における実態と課題（1）－相談支援体制の実態にみる課題に関する検討－日本発達障害学会第 44 回研究大会発表論文集，156 － 157，2009

11）城田和晃，他：「青年・成人期の知的（発達）障害者に対する相談支援に関する調査」の現状と課題　日本特殊教育学会第 48 回大会発表論文集，2010

12）城田和晃，他：生涯発達にみる発達障害者の支援課題に関する研究Ⅱ　日本発達障害支援システム学研究 10,205，2011

13）城田和晃，他：青年成人期の発達障害者に対する相談支援に関する調査－生涯発達支援における支援課題に関する検討－日本発達障害学会第 46 回研究大会発表論文集 46,100，2011

14）細川かおり，他：学齢期および青年期ダウン症児・者の適応行動の特徴．心身障害学研究 16：111-116，1992

15）菅野　敦・池田由紀江編著：ダウン症の豊かな生活 - 成人期の理解と支援のために -. 福村出版，1998

16）菅野　敦：障害者支援の基本的な考え方　社会就労センターハンドブック　全国社会就労センター協議会編．83-104，2015

（菅野　敦）

3

実践編　インリアル・アプローチ

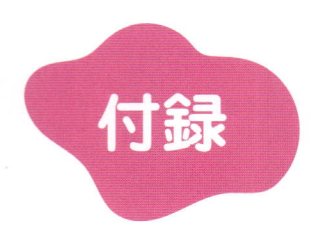

付録　ダウン症のある子どもの成長曲線

ダウン症の縦断的成長曲線（男子）

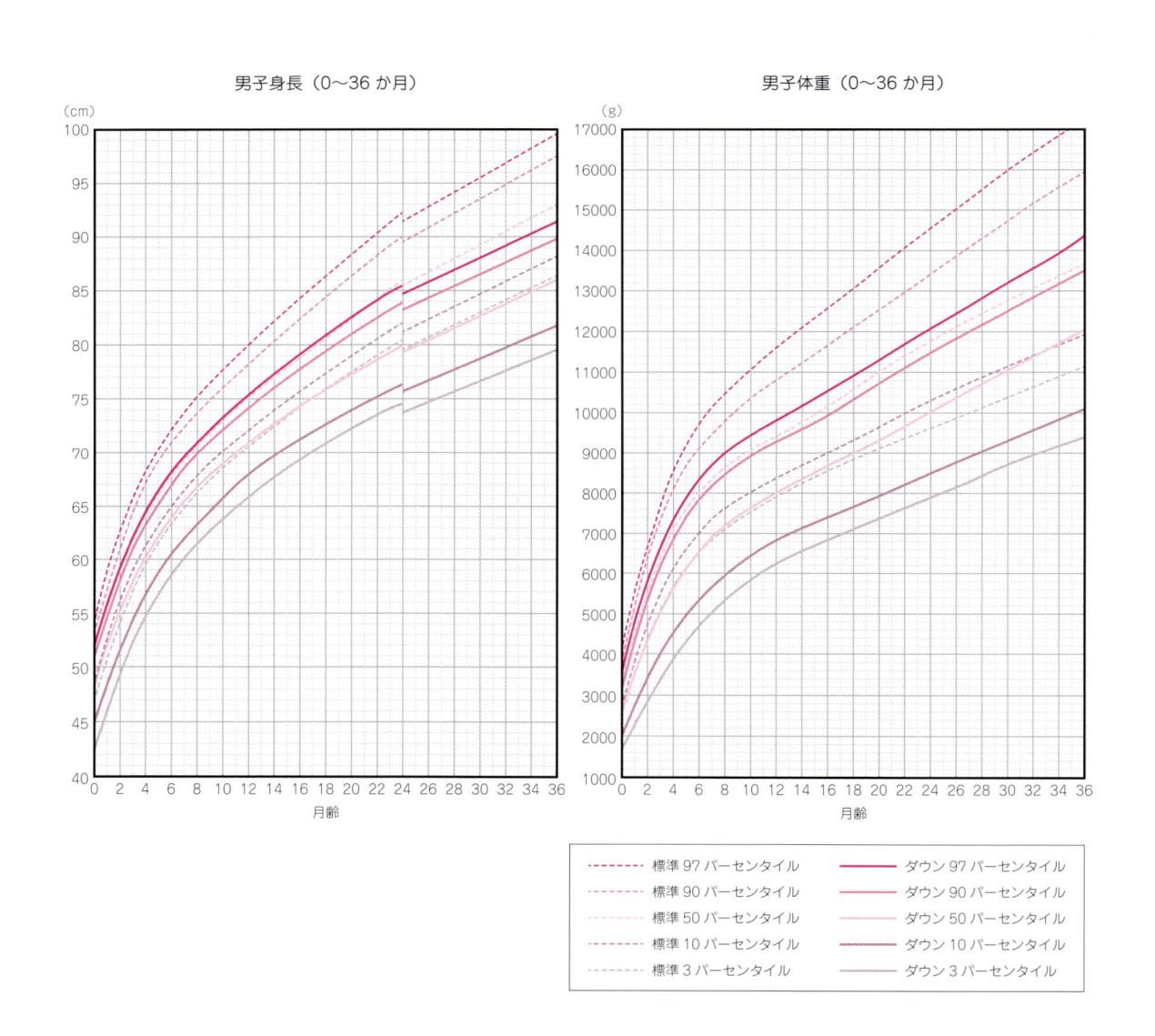

男子身長（0〜36 か月）

男子体重（0〜36 か月）

------ 標準 97 パーセンタイル	—— ダウン 97 パーセンタイル
------ 標準 90 パーセンタイル	—— ダウン 90 パーセンタイル
------ 標準 50 パーセンタイル	—— ダウン 50 パーセンタイル
------ 標準 10 パーセンタイル	—— ダウン 10 パーセンタイル
------ 標準 3 パーセンタイル	—— ダウン 3 パーセンタイル

〔藤田弘子，他：ダウン症候群の自然成長　その1．出生から18歳の身長・体重縦断的成長曲線．小児保健研究 62：392-401，2003〕

ダウン症の縦断的成長曲線（女子）

付録

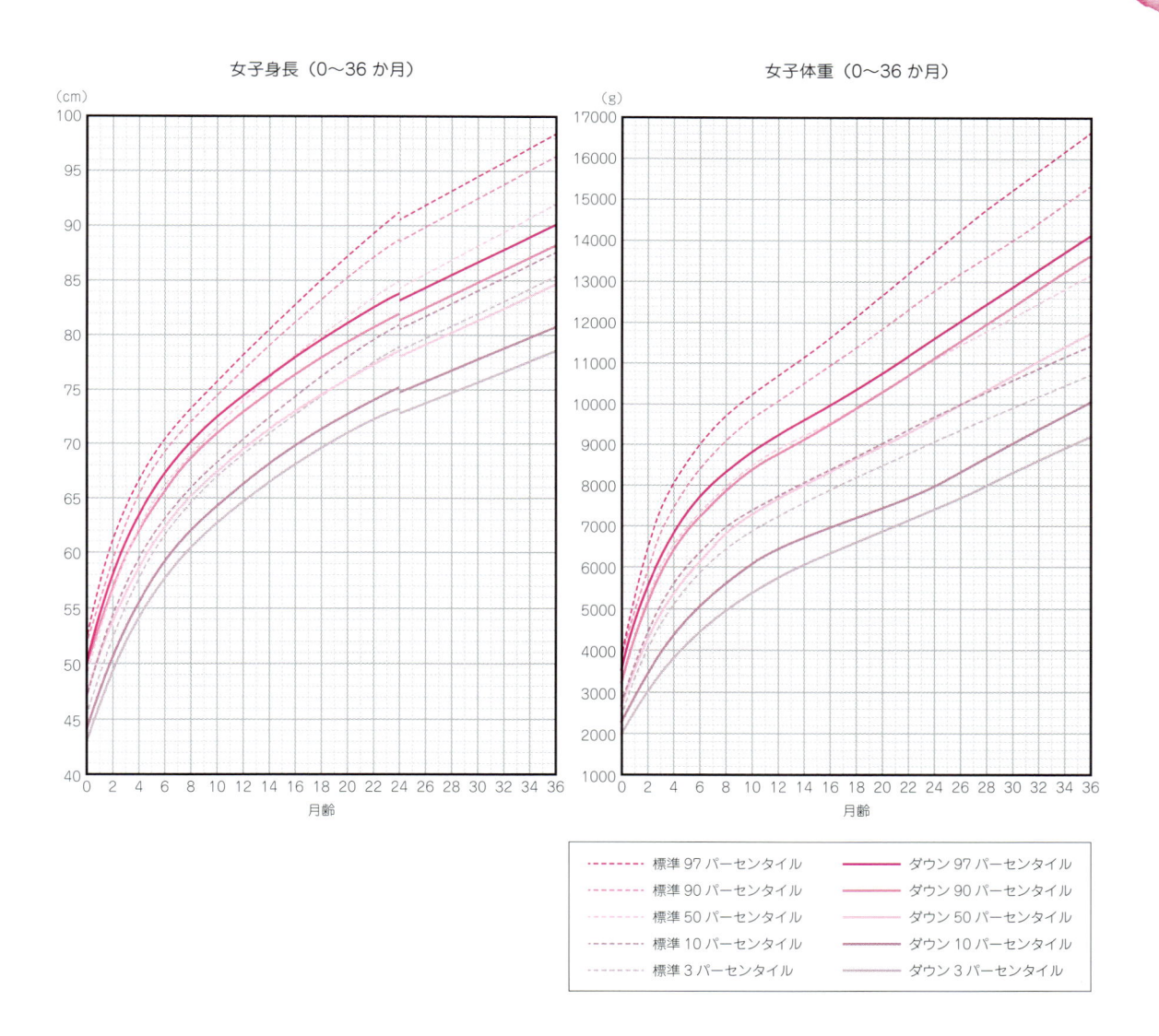

女子身長（0〜36 か月）

女子体重（0〜36 か月）

凡例:
- ----- 標準 97 パーセンタイル
- ----- 標準 90 パーセンタイル
- ----- 標準 50 パーセンタイル
- ----- 標準 10 パーセンタイル
- ----- 標準 3 パーセンタイル
- —— ダウン 97 パーセンタイル
- —— ダウン 90 パーセンタイル
- —— ダウン 50 パーセンタイル
- —— ダウン 10 パーセンタイル
- —— ダウン 3 パーセンタイル

〔藤田弘子，他：ダウン症候群の自然成長 その1. 出生から18歳の身長・体重縦断的成長曲線. 小児保健研究 62：392-401, 2003〕

6～18歳（男子）

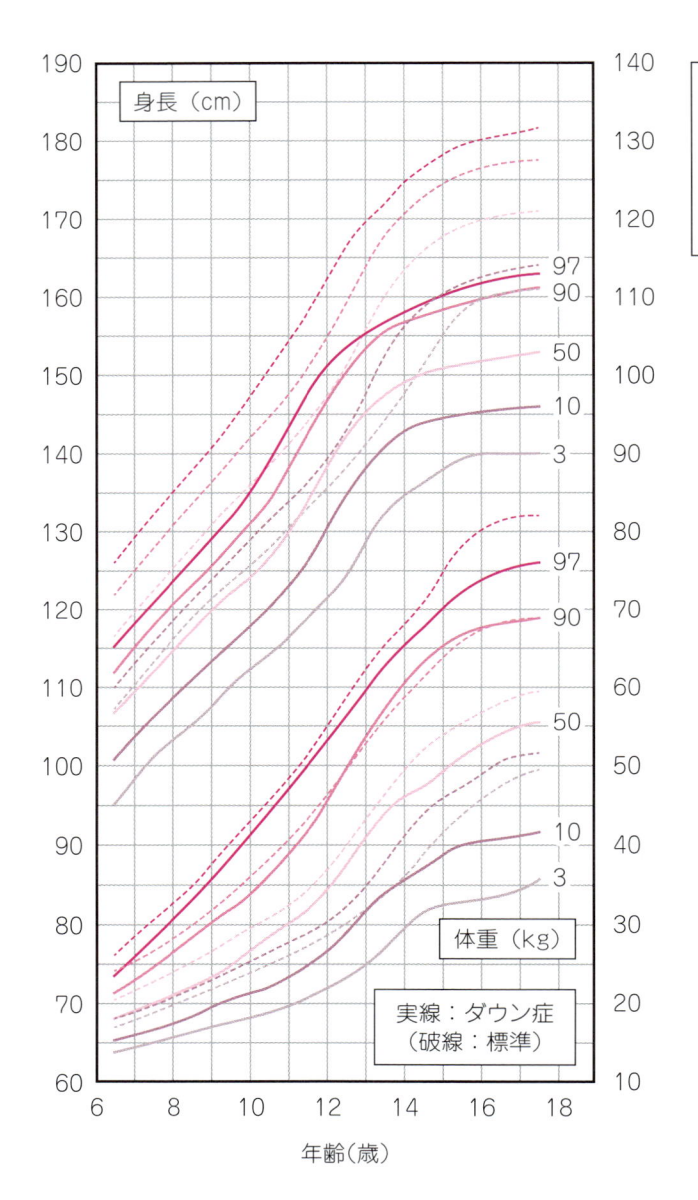

〔吉岡隆之，他：ダウン症候群の自然成長 その2．身長・体重スパートの「ずれ」を認識し得る発育チャート．小児保健研究 64：73-81，2005〕

6 ～ 18 歳（女子）

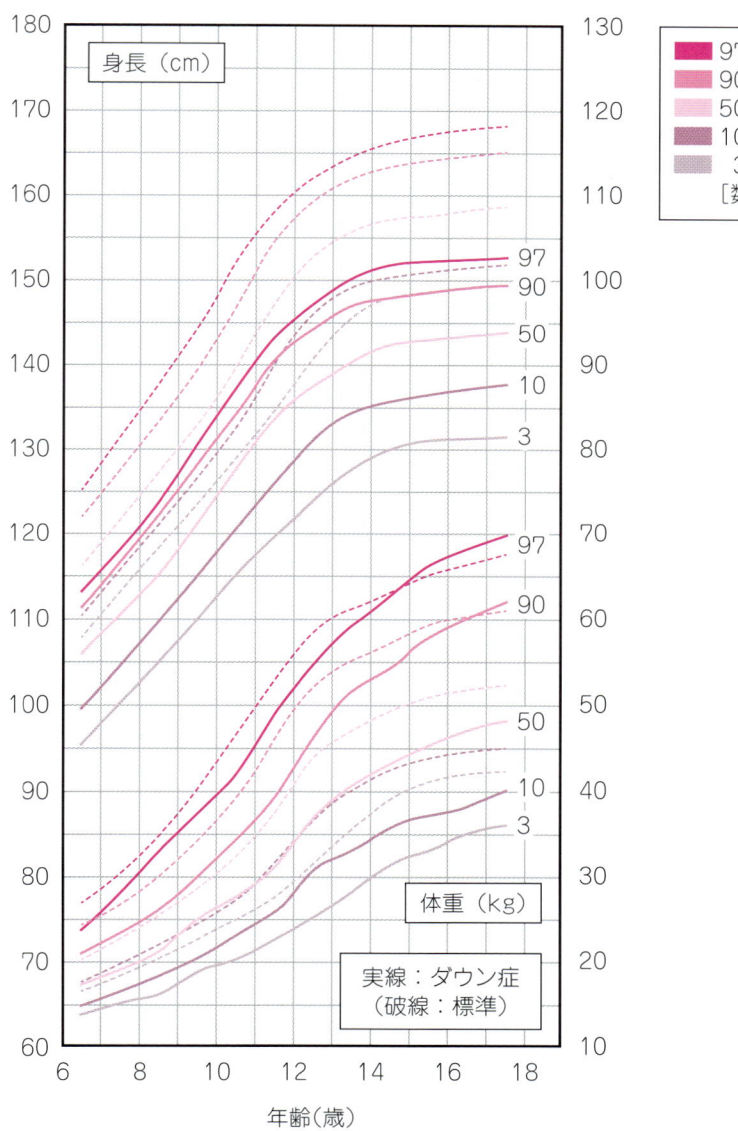

〔吉岡隆之．他：ダウン症候群の自然成長 その2．身長・体重スパートの「ずれ」を認識し得る発育チャート．小児保健研究 64：73-81, 2005〕

Index

「できる」チカラをはぐくもう

ダウン症児の学びと
コミュニケーション支援ガイド　改訂第2版　ISBN978-4-7878-2684-8

2025 年 3 月 11 日　改訂第 2 版第 1 刷発行

2016 年 8 月 31 日　初版第 1 刷発行
2018 年 5 月 25 日　初版第 2 刷発行

編　　集	玉井　浩
発 行 者	藤実正太
発 行 所	株式会社 診断と治療社
	〒 100-0014　東京都千代田区永田町 2-14-2　山王グランドビル 4 階
	TEL：03-3580-2750（編集）　03-3580-2770（営業）
	FAX：03-3580-2776
	E-mail：hen@shindan.co.jp（編集）
	eigyobu@shindan.co.jp（営業）
	URL：https://www.shindan.co.jp/
表紙デザイン	株式会社 広報技術研究所
表紙イラスト	松本恵美子
本文イラスト	松永えりか
印刷・製本	広研印刷 株式会社